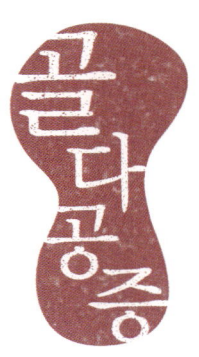

골다공증

초판인쇄 2005년 5월 20일
초판발행 2005년 5월 25일

지은이 _ 장준섭 · 양규현
펴낸이 _ 최정헌
펴낸곳 _ 좋은날
주소 _ 서울시 서대문구 충정로3가 8-5호 103호
전화 _ 02-364-1424
팩스 _ 02-313-0104

등록일자 _ 1995년 12월 9일
등록번호 _ 제13-444호

값은 표지 뒷면에 있습니다.
ISBN 89-96894-95-8   03590

※저자와의 협의에 의해 인지를 생략합니다.

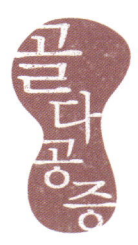

장준섭・양규현 지음

좋은날

[머리말]

  여러분들은 허리가 구부러진 할머니나 할아버지를 보신 적이 있을 겁니다. 왜 그렇게 허리가 굽었는지 궁금하였을 것입니다. 허리가 몹시 굽은 사람들은 대부분 나이가 든 노인들입니다. 또 노인들이 가볍게 넘어져도 쉽게 골절이 일어나는 것을 보셨을 것입니다. 이는 최근 건강문제로 모든 이들에게 관심사로 대두되고 있는 '골다공증'이라는 병때문입니다.

  골다공증은 우리의 수명이 길어짐에 따라 발생율이 증가하고 또 예방과 치료가 되지 않으면 쉽게 골절이 일어나게 됩니다. 따라서 의학적인 면뿐만 아니라 사회적인 면에서도 많은 문제를 낳고 있습니다. 이제 우리는 오래 사는 것도 중요하지만 건강하게 오래 사는 것이 더욱 중요합니다.

이 책은 골다공증이란 무엇이며, 왜 생기고, 왜 쉽게 부러지는가에 대한 설명을 위해 제작하였습니다. 약 15년 전 「골다공증이란 어떤 병인가?」 그리고 약 4년 전 「골다공증과 골절」이란 책을 내어 많은 환자와 일반인에게 도움을 준 바 있습니다. 이제 새로이 내용을 보완하여 일반인(특히 여성)을 위하여 「골다공증」이란 책을 발간하게 되었습니다.

이 책을 위하여 우리나라에서 골다공증성 골절에 대하여 많은 지식과 경험을 갖고 계신 이 분야의 일인자인 양규현 교수와 공동집필하게 되어 대단히 기쁘게 생각합니다.

또 이 책이 발간되기까지 우리나라 중년 이후 여성(어머님)들의 건강에 많은 관심을 갖고 물심양면으로 도와주시고 동분서주하신 '좋은날' 대표이신 최정헌 사장님의 노고에도 거듭 감사드립니다.

만약 여러분이 중년 이후의 연령층이라면 '소리없이 찾아오는 병'으로 일컬어지는 골다공증을 예방하고, 만일 골다공증으로 진단받았다면 골절이 발생하지 않도록 노력하여야겠습니다.

잠시 시간을 내어 이 책을 읽도록 권하고 싶습니다. 도움이 되실 것이라 생각합니다.

저자 **장 준 섭**

목차

4 머리말 · 장준섭

01 여성의 병, 골다공증

- 15 골다공증의 정의
- 15 뼈의 균형이 깨져서 생기는 병
- 17 주로 여성에게서 나타나는 골다공증
- 20 정기적인 골밀도 측정으로 골다공증을 예방할 수 있다

02 골다공증의 주요 증상

- 22 골다공증의 일반 증상
- 23 여성에게 많은 손목골절은 골다공증을 알리는 첫번째 신호
- 24 골대사의 생화학적 표지자를 활용하여 골소실과 골절이 일어날 위험성을 예측할 수 있다
- 26 임상에서 흔히 사용되는 생화학적 골표지자의 종류
- 26 근력 강화운동으로 뼈의 골밀도와 관절의 운동을 증가시키자
- 29 폐경기 여성에게 손목 골절, 대퇴골 골절이 특히 많다
- 30 대퇴골 경부 및 전자부 골절은 왜 빨리 정형외과에 가야 하나?
- 32 등과 허리가 아프면 골다공증을 의심할 것
- 33 폐경기 여성들은 허리나 등이 굽거나 키가 줄어든다는 느낌이 있으면 골다공증 대책을 세워야 한다
- 35 골다공증에 의한 압박골절은 급성인 경우 심한 통증이 나타난다
- 37 골다공증 외에도 요통을 일으키는 병은 많다
- 40 골다공증 이외에 병을 발견하려면 혈액과 소변검사를 한다

03 골다공증과 여성

- 42 먼저 위험인자를 체크하라
- 44 여성은 선천적으로 뼈가 가늘다

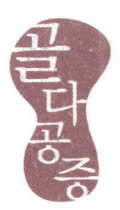

- 46 골격을 건강하게 유지해오던 여성호르몬이 폐경으로 에스트로겐의 분비가 줄면서 골량이 현저히 감소한다
- 47 부신피질호르몬과 골다공증
- 50 콜레스테롤과 여성호르몬 에스트로겐
- 52 최대 골밀도일 때 예방을 시작해야 한다
- 54 부모가 골다공증이라도 자식은 골다골증을 극복할 수 있다
- 55 골다공증은 살찐 사람보다 야윈 사람이 더 위험하다
- 56 살찐 사람이 여성호르몬을 많이 생성한다
- 58 오랜 기간 병으로 누워있어도 뼈가 약해진다
- 58 칼슘이 부족하면 뼈가 물러진다
- 60 햇볕을 쪼이면 뼈에 필요한 비타민D 생성에 도움이 된다
- 61 술, 담배도 지나치면 골다공증의 위험인자가 된다
- 62 가공식품을 즐기는 어린이는 튼튼한 체격을 갖지 못한다
- 63 골다공증을 유발하는 다른 질병들
- 67 면역의 주역인 백혈구는 골수에서 만들어진다
- 68 혈액세포를 만드는 데는 충분한 칼슘이 필요하다
- 73 뼈 속의 신진대사는 골수의 도움으로 촉진된다

04 뼈의 구성과 중요성

- 75 뼈의 중요한 역할
- 76 뼈의 구성
- 79 뼈는 역할에 따라 구성 성분이 다르다
- 81 뼈와 비타민·미네랄
- 83 성장이 끝난 완성된 뼈라도 골대사 과정을 거쳐 새로운 뼈로 대체된다
- 84 뼈는 힘을 받을 때(체중부하) 강해진다

목차

86   파골세포와 골아세포가 뼈의 신진대사를 촉진한다
88   젊었을 때의 건강상태가 폐경기 이후에도 영향을 미친다
90   조기폐경이란 무엇이며 정상적인 폐경기와 차이점은 무엇인가?
91   골절위험을 예방하기 위해서는 체중을 지탱할 근력운동이 중요하다
91   여성의 최대 골량은 남성에 비하여 20~30%가 적다
92   70, 80세 이후에도 뼈는 강화될 수 있는가?

05 칼슘의 기능과 골다공증

96   인체에 있는 칼슘의 99%는 뼈 속에 있다
97   혈액에는 항상 일정 양의 칼슘이 필요하다
98   세포 안과 밖의 칼슘 농도 차이는 1만배
100   과잉 섭취한 칼슘을 처리하는 세 가지 조절기구
101   골격의 모순된 두 가지 역할
102   하루에 필요한 칼슘 양
103   흡수율이 탁월한 활성 아미노산칼슘
104   외식은 대체로 칼슘 섭취량이 부족하다
105   스트레스가 쌓이면 우리 몸에서 칼슘성분을 배출시키므로 스트레스는 가급적 빨리 해소해야 한다
108   칼슘 부족과 부갑상선 호르몬의 역할
108   칼슘 섭취가 부족한 상태가 길어지면 오히려 칼슘이 동맥에 쌓이는 동맥경화가 일어난다
110   칼슘은 식사를 통해 섭취하는 것이 이상적이다

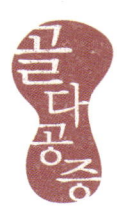

06 비타민D와 골다공증

- 112 노화와 비타민D
- 115 노화에 의한 활성(형) 비타민D의 감소를 활발한 활동과 꾸준한 비타민D의 섭취로 최대한 지연시킬 수 있다
- 116 골밀도는 될 수 있는 한 높게
- 117 중년, 노년에 충분한 칼슘 섭취로 골밀도 감소를 최대한 줄이자

07 골다공증 예방에 좋은 식품

- 118 칼슘과 염기성 아미노산 '리진'
- 120 단백질 과다 섭취는 신장 기능에 악영향을 준다
- 121 인산과 칼슘의 함유 비율이 1:1인 식품이 칼슘 섭취에 이상적이다
- 123 식염도 칼슘을 몸 밖으로 배출하는 역할을 한다
- 123 어떤 식품을 먹을까?
- 128 운동부족은 골다공증을 촉진한다
- 129 골다공증 예방에 좋고 폐경기 여성에게 적합한 운동

08 골다공증의 검사와 진단

- 139 골밀도 측정은 정기적으로 6개월~1년에 한 번
- 140 이중 방사선 에너지 흡수계측법(DXA)
- 141 척추 골밀도를 측정할 수 있는 CT법
- 142 초음파 진단법
- 143 골다공증의 예방과 치료
- 145 비스포스포네이트(bisphosphonates)
- 147 선택적 에스트로겐 수용체 조절제(SERMs)

목차

- 148 활성형 비타민D
- 149 칼시토닌 주사
- 150 이프리 후라본(Ipriflevone)
- 151 맥스마빌(Maxmavil)

09 골다공증과 골절

- 154 노인골절의 발생 빈도
- 155 등뼈나 허리뼈 골절(척추 골절)
- 157 손목 골절(요골 원위단 골절)
- 158 고관절 골절(대퇴골 경부 및 전자부 골절)
- 160 고관절 골절은 얼마나 많이 발생하며 왜 이 골절에 특별히 관심을 가져야 하는가?
- 162 고관절 골절이 발생했을 때는 주저하지 말고 곧장 큰 병원 정형외과로 가야 한다
- 162 1주 2~3회 등산과 매일 1시간 정도 산책하는 생활습관
- 163 약의 도움을 받아서라도 골절을 막자

10 남성의 골다공증

- 165 남성의 골다공증
- 167 고관절 골절
- 168 척추 골절
- 168 남성은 여성보다 골절이 왜 덜 발생하는가

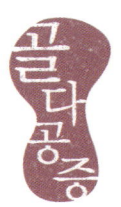

11 관절염

- 171 퇴행성(노인성) 관절염
- 174 퇴행성 관절염에서 나타나는 증상
- 175 퇴행성 관절염의 자가 진단방법
- 177 퇴행성 관절염의 운동요법
- 179 집안에서 할 수 있는 운동
- 181 건강한 관절 만들기
- 182 퇴행성 관절염에 좋은 채소와 생선
- 183 양배추와 붉은색 양배추
- 183 토마토의 효과적인 섭취방법
- 184 퇴행성 관절염의 치료
- 184 약물치료
- 187 방사선 검사
- 188 관절액 검사
- 189 수술적 치료
- 190 갈수록 편해지는 수술
- 191 식사요법
- 192 퇴행성(노인성) 관절염의 예방법
- 193 55세 이상 여성의 80%가 퇴행성 관절염 환자
- 194 퇴행성 관절염과 골다공증은 어떻게 다른가?
- 195 신체활동과 운동은 관절염에 나쁜 영향을 미치는가?
- 196 관절염은 꾸준한 치료를 통해 잘 조절하면 정상인처럼 생활할 수 있다
- 197 류마티스(류마토이드) 관절염

부록

- 203 용어해설

여성의 병, 골다공증
골다공증의 주요 증상
골다공증과 여성
뼈의 구성과 중요성
칼슘의 기능과 골다공증
비타민D와 골다공증
골다공증 예방에 좋은 식품
골다공증의 검사와 진단
골다공증과 골절
남성의 골다공증
관절염

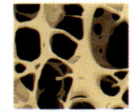

여성의 병, 골다공증

골다공증의 정의

골다공증(骨多孔症)은 뼈의 강도가 약해져 골절의 위험이 증가되는 골격계의 가장 흔한 질환이며, 뼈강도는 골밀도(密度)와 골의 질(質)로 결정된다.

뼈의 균형이 깨져서 생기는 병

뼈의 첫번째 기능은 몸을 지탱하고 또 외부에서 가해지는 힘에 대해 중요한 기관을 보호하는 역할을 하는 것이다. 인간이 인간다운 모양은 대뇌가 들어있는 중요한 머리를 지탱하면서 늑골이 심장과 폐를 보호하고 두 다리로 서서 생활할 수 있기 때문이다. 그러므로 무엇보다 뼈가 튼튼하고 강해야 한다. 하지만 나이가 들면서 뼈는 점점 허약해지고 뼈와 같이 몸을 지탱하고 있는 근육도 그 기능이 차차 감소된다.

일반적으로 현대인은 운동부족 때문에 옛날 사람들보다 뼈의 골량이 감소하는 정도가 빠르다. 골다공증은 원래의 뼈의 모양은 갖추어져 있으나 뼈의 골량(骨量)이 줄어드는 병이다. 즉 줄어드는 정도가 심하여 골절이 발생하면 자신의 체중을 제대로 지탱할 수 없게 된다.

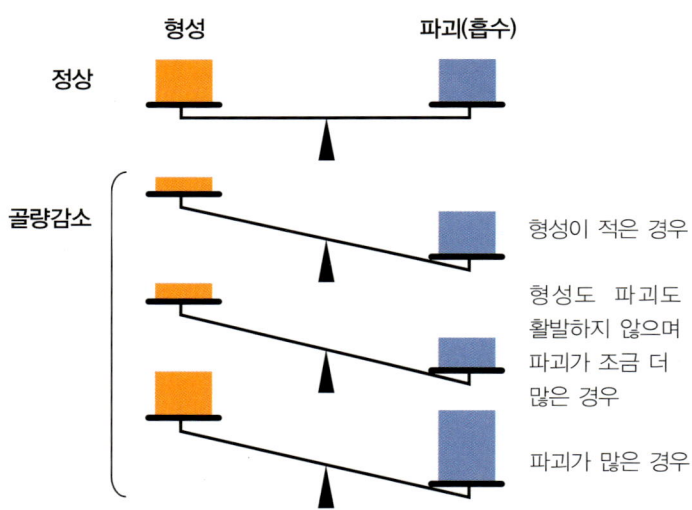

【뼈의 형성과 파괴의 균형】

주로 여성에게서 나타나는 골다공증

예를 들면 넘어지는 순간 갑자기 땅을 짚은 손목뼈가 부러지기도 하고 좀처럼 부러지지 않는 대퇴골(넙적다리 뼈)도 경우에 따라 뚝 부러지기도 한다. 중년 이후 여성에게 많이 나타나는 골다공증은 우리 인간이 이 세상에서 살면서 제일 많이 걸리는 병중에 하나이다.

젊은 사람에게서부터 중년, 노년에 이르기까지 현대인에게 나타날 수 있는 요통의 원인은 여러 가지가 있을 수 있으나, 중년부터 노년의 연령층에서 고통 받는 요통의 원인 중 가장 많은 것이 골다공증에 의한 것이다.

뼈 조직은 뼈의 흡수에 이은 뼈의 생성으로 이루어지는 지속적인 뼈의 재형성을 통해서 유지된다. 즉, 오래된 뼈는 파골세포에 의해서 흡수되고 곧이어 조골세포(골아세포)가 그 빈자리를 새로운 뼈로 채워서 뼈의 재형성을 이룬다.

이렇게 파골세포와 조골세포는 긴밀하게 연결되어 조정되며 뼈의 흡수와 뼈의 재형성이 이루어지는데 이 파골세포와 조골세포의 균형이 깨져서 골흡수가 증가하거나 재형성이 감소하면 골다공증이 일어난다.

일반적으로 이러한 원인으로 인하여 여성에게 골다공

증 증상이 많이 발생한다. 현재 우리나라 여성의 경우 평균수명이 약 80세에 달하고 있어 소수의 사람에게 걸리던 골다공증이 지금은 장수하게 되면서 누구나 걸릴 수 있는 병이 되었다.

골다공증이 증가하고 있는 것은 비단 우리나라만의 문제가 아니다. 가까운 일본, 미국, 유럽 등에서도 인간수명이 길어진 만큼 골다공증 환자도 증가하고 있어 그 예방 대책이 과제이다.

폐경기 이후의 여성은 이 병에 흔히 이환되나, 처음에는 증상을 미처 못 느낄 뿐이며 조용히 찾아오는 골다공증은 골밀도를 검사해 보면 경중의 차이는 있지만 대부분 골다공증의 소견을 갖고 있다. 그렇다면 왜 골다공증은 남성보다 여성에게 많을까?

① 칼슘 섭취량이 남성보다 적다.
② 뼈를 보호해주던 여성호르몬이 갱년기에 급속히 감소한다.
③ 임신과 출산으로 칼슘을 많이 소비한다.
④ 남성에 비해 선천적으로 뼈가 가늘다.
⑤ 근육이 남성에 비해 약하고 운동량이 부족하다.

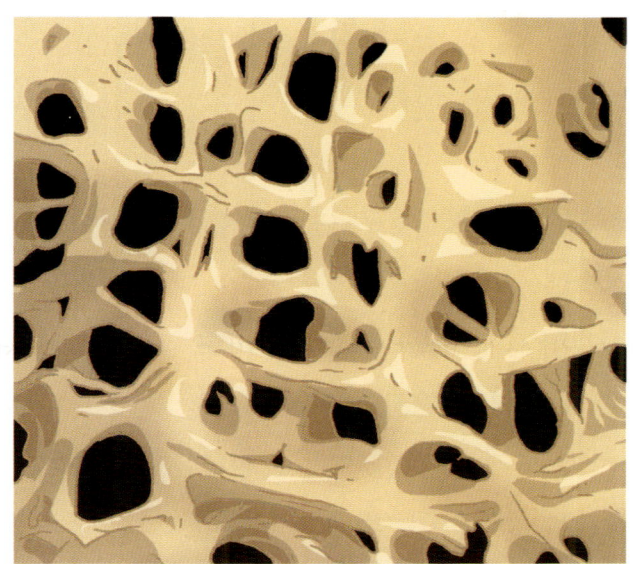

【정상인의 해면골의 단면】

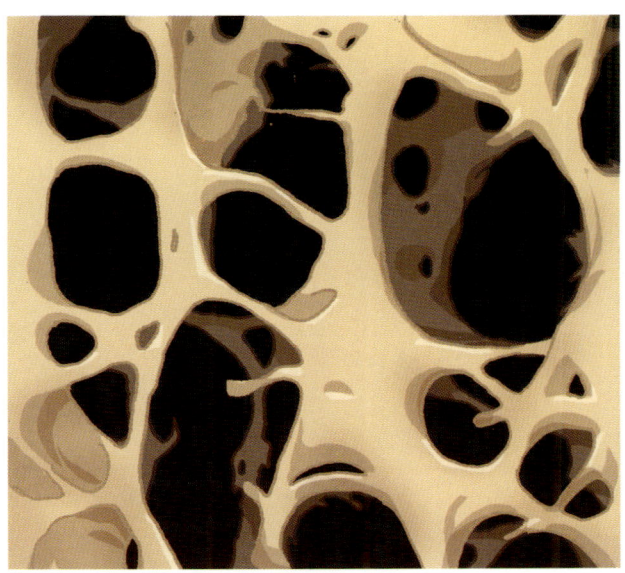

【골다공증 환자의 해면골의 단면】

정기적인 골밀도 측정으로 골다공증을 예방할 수 있다.

많은 사람들이 성인병 예방을 위해서 정기적으로 혈압과 콜레스테롤수치와 혈당수치를 검사하고 있다. 마찬가지로 정기적인 골밀도 측정을 통하여 골다공증을 예방할 수 있다.

지금은 검사기술의 발달로 쉽게 측정할 수 있으므로 담당의사와 상의하여 검사로 나타난 소견을 관찰하는 노력을 기울이면 충분히 예방할 수 있다. 가장 중요한 것은 의사의 지시에 따라 꾸준히 필요한 운동과 영양(칼슘 등) 섭취를 해주는 것이 예방의 지름길이다.

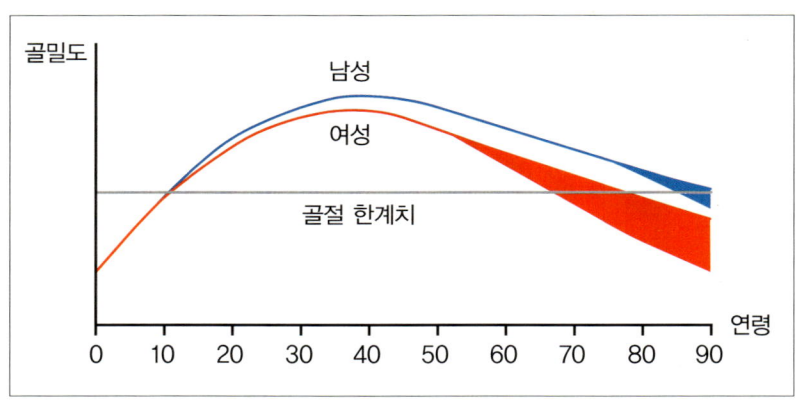

【남성과 여성의 골밀도 차이】

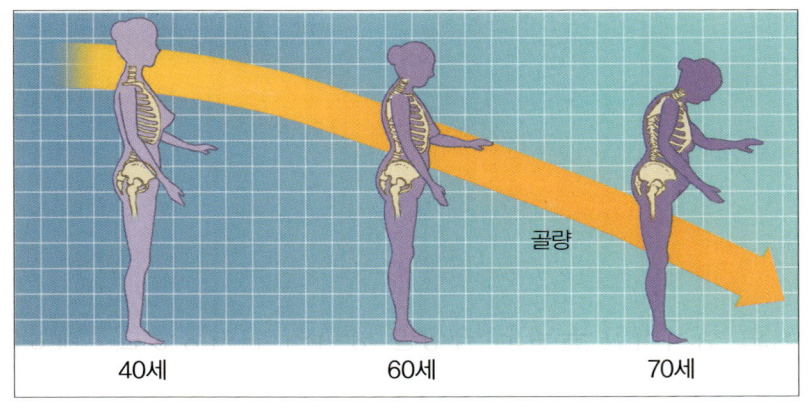

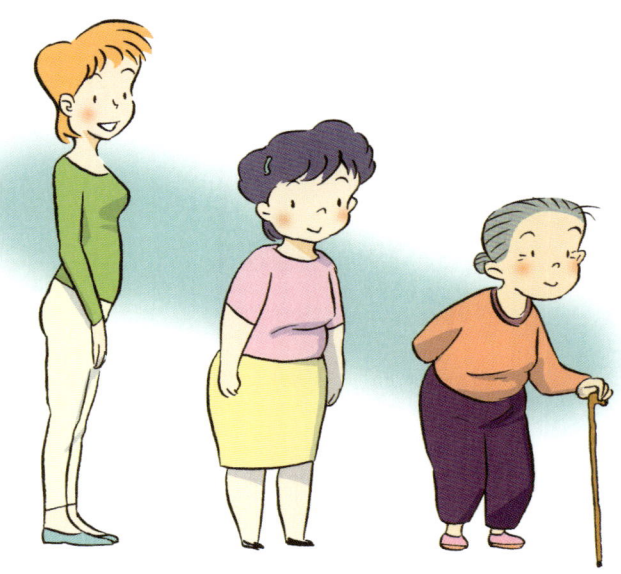

【연령에 따른 체형과 골량의 비교】

[02]

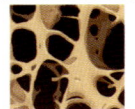 # 골다공증의 주요 증상

골다공증의 일반 증상

 초기에는 특별한 증상이 없는 경우가 대부분이나 점차 등이나 허리에 둔한 동통 및 피로감이 있을 수 있다. 그후 조기진단 없이 진행되면 뼈는 얇아지고 조그만 구멍들이 증가하여 부러지기 쉬워진다. 골다공증에 의한 골절이 일어나기 쉬운 부위는 척추와 대퇴경부 및 전자부, 그리고 손목관절부이다.
 척추는 주로 소주골(小柱骨)로 되어 있는데 골다공증이 진행됨에 따라 소주골의 많은 부분이 없어지고 피질골(皮質骨)은 얇아진다. 그래서 신체의 체중을 지탱할 수 없게 되어 척추의 앞 부분이 찌그러져(압박골절) 변형이 되면서 드디어는 등이 구부러지기 시작한다.

50세 이상의 여성에게 나타나는 손목뼈의 골절은 같은 나이의 남자보다 10배 이상 더 나타난다. 대퇴경부의 골절도 마찬가지이지만 여성에게서 훨씬 많이 발생한다. 골량의 감소로 발생되는 손목뼈의 골절은 향후 대퇴골 근위부 골절이 일어날 수 있는 예고가 되기도 하다.

여성에게 많은 손목골절은 골다공증을 알리는 첫번째 신호

우리의 일상생활에서 사소한 일, 즉 쓰레기봉투를 가지고 나가다가 문턱이나 주변의 집기에 걸려 넘어지는 경우와 같은 일이 종종 발생한다. 넘어지면서 엉겁결에 손을 짚은 것처럼 사소한 사고로 인해 손목골절이 생긴다.

이같은 손목골절 현상은 '전형적인 손목골절'이라는 말이 붙을 정도로 흔하다. 이러한 '전형적인 손목골절'은 40세 이후의 여성에게 압도적으로 많다. 젊은 여성은 심하게 넘어져도 손목골절이 쉽게 발생하지 않고, 남성의 경우도 60~70세라도 넘어져서 손목골절이 생기는 경우가 그리 흔치 않다.

이처럼 골다공증은 단연 여성에게 많다. 골다공증은 갱년기로 여성 호르몬의 분비가 줄면서 생기는 호르몬 질환으로 내분비 전문의 및 산부인과 전문의, 정형외과 전문의의 진찰을 받고 예방해야 한다.

중년, 노년 여성에게 많이 발생하는 '전형적인 손목골절'은 뼈가 약해져서 일어나는 현상으로 골다공증의 초기 증상이다. 골다공증 예방은 물론 치료를 생각할 나이가 되었음을 알리는 신호탄인 셈이다.

골대사의 생화학적 표지자를 활용하여 골소실과 골절이 일어날 위험성을 예측할 수 있다

골대사의 생화학적 표지자를 활용하면 골소실과 골절이 일어날 위험성을 예측할 수 있다. 성장이 끝난 뼈라도 뼈의 표면에서는 골재형성 과정이 사는 날까지 계속하여 일어난다. 즉 노화된 뼈는 파골세포에 의해 제거되고(골흡수) 이 자리에 조골세포의 활동으로 새로운 뼈가 만들어져 채워짐으로(골형성) 사람의 몸에서는 모든 뼈가 항상 새롭게 튼튼한 상태로 유지된다.

골대사의 생화학적 표지자는 크게 둘로 나누어서 뼈

가 만들어지는 정도를 짐작하게 해주는 '골형성표지자'와 뼈가 흡수되는 정도를 짐작하게 해주는 '골흡수표지자'로 나누어진다.

골형성표지는 골형성을 하는 조골세포가 만들어내는 효소나 단백을 측정하거나 골형성과정에서 골기질 단백의 대부분으로 가장 중요한 콜라겐(교원질)을 형성하는 중에 혈액으로 흘러나오는 성분을 측정한다.

골흡수표지자는 골흡수 과정중에 뼈에서 유리되어 나오는 콜라겐의 분해산물을 측정하거나 골흡수를 일으키는 파골세포에 특이하게 존재하는 효소를 측정한다. 이 생화학적 표지자 측정으로 골소실을 비교적 잘 예측할 수 있다.

따라서 아직 골밀도의 수치는 염려할 정도로 감소되지 않았다고 하더라도 생화학적 표지자 측정으로 골소실이 매우 높게 예측되면 앞으로 골밀도 감소가 크게 나타날 것으로 예상되므로 이제부터 튼튼한 골격을 만들기 위한 대책을 세워 실행해야 한다.

임상에서 흔히 사용되는 생화학적 골표지자의 종류

골형성 표지자	골흡수 표지자
· 뼈 특이 알칼리성 인산분해 효소(혈청) · 오스테오칼신(혈청)	· 데옥시피리디놀린(소변) · 아미노-말단 텔로펩티드(혈청, 소변) · 카르복시-말단 텔로펩티드(혈청, 소변)

근력 강화운동으로 뼈의 골밀도와 관절의 운동을 증가시키자

나이가 들어감에 따라 관절의 운동범위도 감소되고 여러 근육의 조정이 잘 안되어 균형이 어긋나게 된다. 이런 현상은 남녀 모두에게 일어나는 노후의 증상으로 특히 폐경기 여성에게 다양하게 발생하여 나이 든 여성의 활동 반경을 좁혀 거동을 점차 줄이도록 만든다.

이렇게 거동이 줄어들면 관절의 사용빈도가 줄면서 관절의 유연성을 점차 감소하게 만든다. 따라서 관절의 적절한 운동범위를 유지하기 위한 운동을 매일 하는 것이 가장 중요하다.

골량을 증가시키는 데에는 체중이 실리는 체중부하

운동이 좋다. 즉, 달리기, 가벼운 역기 들기, 에어로빅 등 체중부하가 걸리는 운동이 여성의 근육을 강화시키고 골밀도를 증가시킨다.

이러한 체중부하운동이 힘든 분들은 수영과 같은 운동으로 우선 관절의 운동범위를 증가시키고 근육을 강화시킨 후 점차 체중부하운동을 시작해야 한다.

남녀 모두 최고 골량은 30대 초반에서 중반까지 유지되다가 이후 서서히 감소하는데 이러한 감소는 근육의 강도가 감소하는 것과 비례한다. 대개 근육의 강도가 감소하는 정도는 골밀도의 감소 및 육체적 활동의 감소와도 비례한다.

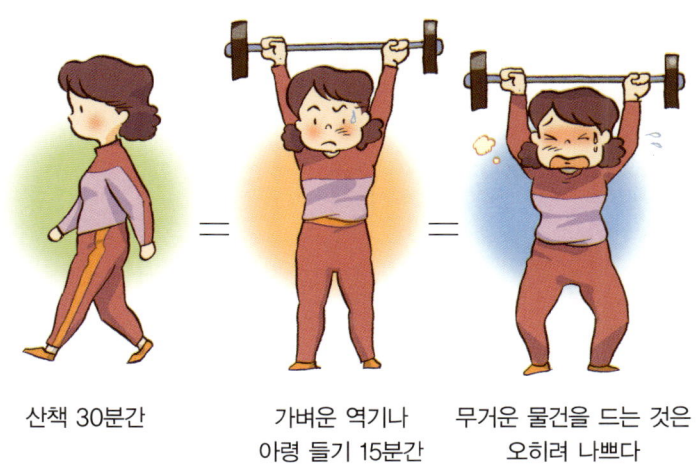

산책 30분간 　 가벼운 역기나 아령 들기 15분간 　 무거운 물건을 드는 것은 오히려 나쁘다

【뼈가 갖는 부담】

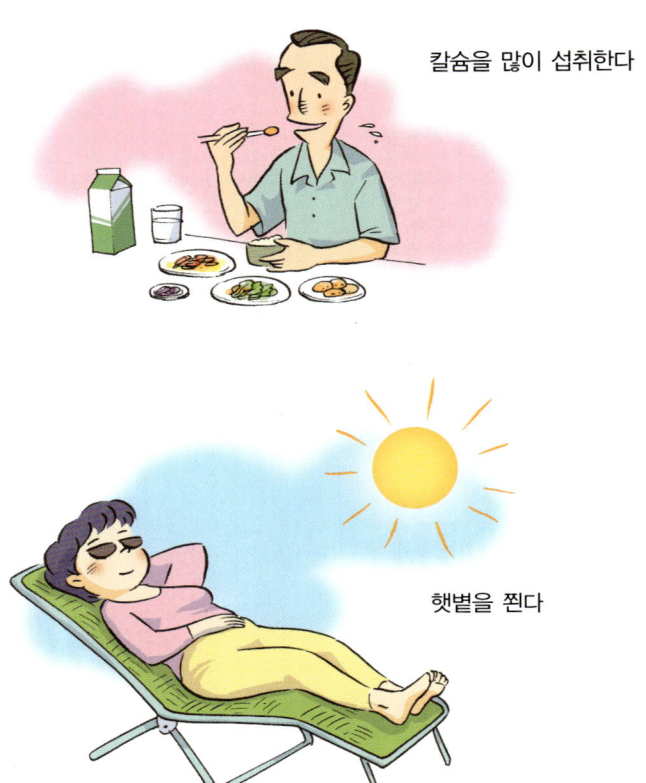

칼슘을 많이 섭취한다

햇볕을 쬔다

【뼈를 튼튼히 하는 일상생활】

　여성은 근육의 강도가 남자에 비해 평균 2/3 정도 떨어진다. 따라서 여성은 같은 나이의 남성에 비해 골소실이 더 많이 일어난다. 평생을 통해 여성은 자기 골량의 약 1/3을 잃는데 나이에 따른 자기골량의 감소는 50~60세 여성에게서 더 현저하다. 이에 반해 남성은 약1/4 정도 골소실이 온다.

이러한 골소실은 전술한 바와 같이 쉬운 운동부터 시작하여 점차 체중이 실리는 운동으로 일주일에 4~5일은 빠짐없이 운동을 계속하고, 더불어 칼슘 흡수율이 좋은 우유와 치즈 등 유제품과 다시마, 톳 등 해조류를 꾸준히 상식하는 것이 뼈의 골량을 증가시키고 관절의 유연성도 좋게 하며 근력도 강화시키는 첩경이다.

폐경기 여성에게 손목 골절, 대퇴골 골절이 특히 많다

사람의 몸은 206개의 뼈로 구성되어 있다. 그중에서 골다공증으로 부러지기 쉬운 부분은 첫째 등뼈, 두번째 손목뼈, 세번째는 대퇴골 경부 및 전자부이다. 골다공증으로 인한 골절이라도 골절이 발생하는 방식과 골절이 발생하는 연령대가 다르다. 그러므로 그 특징을 잘 기억해 둘 필요가 있다.

손목 골절은 40대부터 50대 초반의 여성에게 많다. 골다공증의 초기 증상이다. 손목 골절은 뼈를 원래의 위치에 잡아당겨 정복(어긋난 뼈를 바로 잡음)하고 고정시켜서 수술하지 않고 치료하는 것이 좋다. 그렇게 잘 치료하면 후에 통증도 남지 않는다.

대퇴골 경부 및 전자부 골절은 왜 빨리 정형외과에 가야 하나?

대퇴골 경부 및 전자부 골절은 65에서 70세 이상 나이 든 분에게 발생하는 경우가 많고 대부분 여성에게서 일어난다. 대퇴골 경부 골절은 경미한 충격에도 부러지는 것이 특징으로 몸을 조금 뒤로 돌렸을 때라든가 엉덩방아를 찧거나 버스에서 내릴 때 바닥에 발을 잘 못짚는 순간 경미한 충격에도 굵은 대퇴골이 뚝 부러져 버린다.

넘어진 후 엉덩이 부위가 심하게 아파서 대퇴골 골절이 의심될 때는 주저없이 빨리 정형외과를 찾아야 한다. 최근에는 의술이 발달하여 즉시 정복하고 금속정을 넣어서 고정시키므로 대수술을 해도 빠른 경우 3일, 늦어도 일주일 안에 걷는 연습을 시작할 수 있다.

수술이 끝나면 통증과 변형이 남지 않고 원래대로 걸을 수 있다. 그러나 수술을 하지 않고 그대로 놓아두면 부러진 뼈끼리 불완전하게 접촉해서 통증이 오래 남고 관절이 제 역할을 하지 못한다.

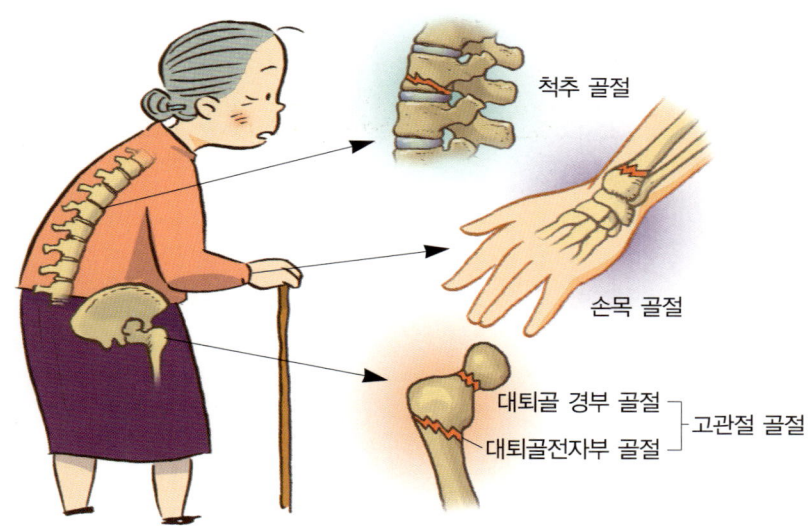

【골다공증에 의한 골절의 호발부위】

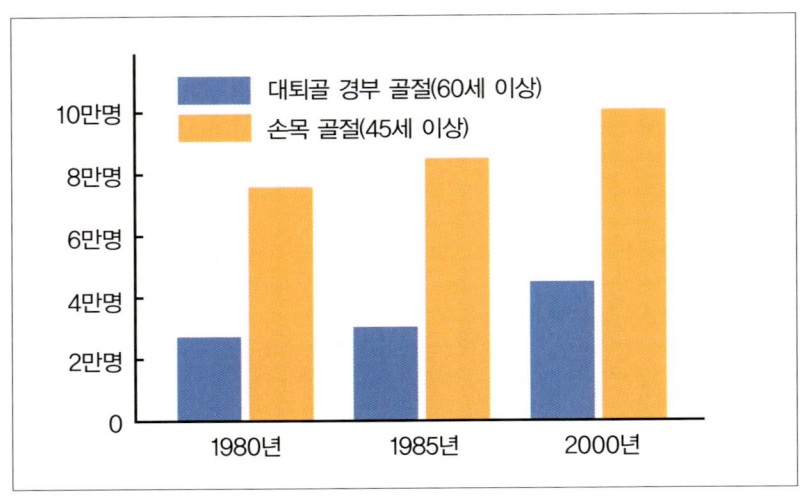

【여성의 골절 발생 수】

등과 허리가 아프면 골다공증을 의심할 것

척추는 몸의 기둥이다. 우리 몸은 작은 참치 통조림 같은 형태를 한 척추뼈가 목 부위에 7개, 등 부위에 12개, 허리 부위에 5개가 포개져서 척추뼈 사이에 생고무 같은 추간반(연골)으로 연결되어 긴 대나무통 모양의 구조를 이루고 있다. 이 연골에 의해서 전후, 좌우 어떤 방향으로도 자유롭게 구부러져서 몸의 움직임을 유연하게 할 수 있다. 바로 몸의 유연성 있는 기둥과 같은 역할을 한다.

그러나 골다공증으로 인해 뼈 두께가 얇아지고 약해지면 그 약한 등뼈로 몸을 완전히 지탱할 수 없게 된다. 따라서 척추가 운동축으로서 기능을 다 할 수 없게 되고 그것으로 인해 허리가 아프고 등이 아픈 증상이 나타난다. 골다공증은 초기에는 어떠한 자각 증상도 없다. 그러므로 통증을 느낄 때는 이미 증상이 상당히 진행되어 있는 경우가 많다.

 허리와 등의 통증은 항상 눌리는 것처럼 가벼운 통증이 계속된다. 쉬고 있으면 그다지 심하지 않지만 걷거나 무거운 것을 들면 통증이 심하고 서 있거나 앉아 있을 때도 눌리는 압박감을 받는다.

폐경기 여성들은 허리나 등이 굽거나 키가 줄어든다는 느낌이 있으면 골다공증 대책을 세워야 한다

 폐경기 여성들은 몸무게가 줄어들 수 있듯이 키(신장)도 줄어든다는 것에 신경을 써야 한다. 키가 줄어드는 비율은 여성이 남성보다 많다. 나이 드신 어머니가 작아졌구나 하고 느낄 때는 이미 골다공증이 나타난 것이다. 또 허리와 등이 굽었다 싶을 때는 골다공증이 진행된 현상이다. 등뼈는 전술한 바와 같이 목 부위 7개, 등 부위 12개, 허리 부위 5개 합쳐서 24개의 뼈를 마치 참치 통조림을 쌓아놓은 형태같은 기둥인데 목 부분과 허리 부분의 척추뼈는 앞으로 굽어져 있으며 등 부분의 척추뼈는 뒤로 굽어져 있다. 허리가 굽는 것은 추체가 완전히 찌부러진 경우도 있지만 추체 한 개 한 개의 앞부분이 1~2mm정도 줄었다고 해도 전체적으로 등이 둥글게 앞으로 구부러진 형태이다.

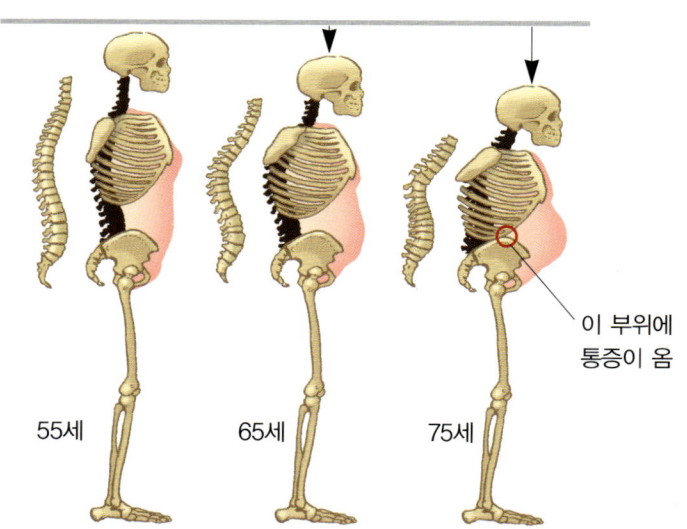

폐경기 여성의 점진적인 척추기형으로 인해 신장이 줄어드는 모습으로 결국에는 하부늑골이 장골능과 맞닿게 되어 가끔 가슴 아래쪽에서 통증을 느끼게 된다.

【통증 부위】

골다공증에 의한 압박골절은 급성인 경우 심한 통증이 나타난다

일반적으로 골다공증은 별다른 증상없이 진행되는 경우가 대부분이다. 그러나 어느 시기에 가벼운 외상으로 골절이 발생하면 심한 동통이 나타난다. 등뼈가 체중을 완전히 지탱할 수 없게 되면 등뼈 가운데서도 가장 힘이 들어가기 쉬운 등과 허리의 척추 부위에서 한 개 또는 두 개의 척추뼈의 앞부분이 눌려 찌부러지는 경우가 있다. 이것이 압박골절로서 여러 형태의 압박변형

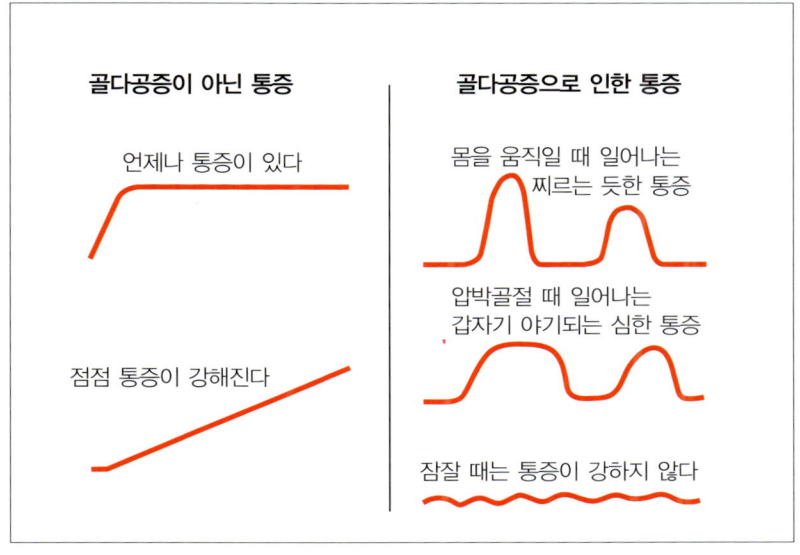

【통증의 차이】

으로 나타난다. 요통은 몸을 앞으로 구부린 자세로 물건을 들어 올린다거나 일상의 사소한 동작이 원인이 되어 발생한다.

통증은 대개 며칠 안에 진정되는 것이 보통이나 간혹 전혀 아프지 않아 통증을 느끼지 못하고 병이 진행되는 경우도 있다(휴지기). 이 점이 자나깨나 아픈 암이나 다른 병이 원인이 되어 발생하는 요통과 다른 점이다. 이 골다공증에 의한 압박골절은 척추가 찌부러져서 눈에 띄게 변형되는 것에 비해 중요한 척수와 척추신경근에 영향이 적은 것이 특징이다.

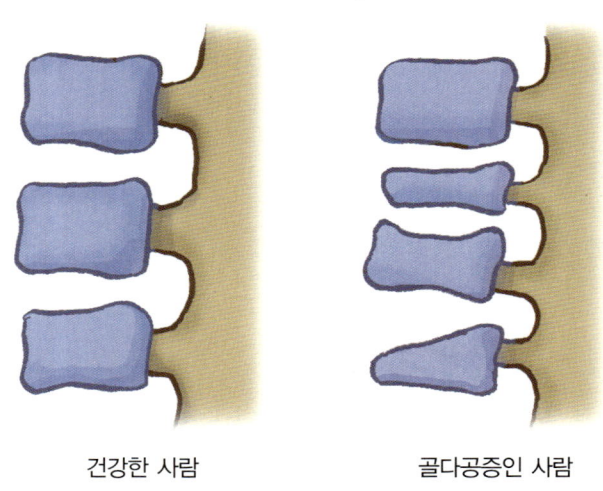

건강한 사람　　　　　골다공증인 사람

【골다공증에 의한 뼈의 변형】

골다공증 외에도 요통을 일으키는 병은 많다

변형성 척추증

이 병은 척추의 추체와 추체 사이에 있는 연골(추간반)이 딱딱해져서 뼈와 뼈 사이의 쿠션이 없어지고 추체끼리의 부딪힘이 반복되면서 척추뼈가 가시처럼 튀어나오는 질환이다.

이 변형성 척추증은 남성에게 많은데 그 이유는 남성은 근육을 사용해서 작업하는 경우가 많아 연골에 가해지는 힘이 강하기 때문이다.

힘든 일이 많은 농촌의 주부들은 골다공증과 변형성 척추증 두 가지를 모두 다 앓고 있는 경우도 있다.

추간반 탈출증

추간반 탈출증도 요통의 원인이 된다. 이는 흔히 디스크라고도 하는데 젊은 사람에게도 많이 나타난다. 추간반 탈출증은 연골의 퇴행성 변화로 운동이나 그외의 충격이 더해져서 중심부가 뒤쪽으로 밀려나가는 것을 말한다. 이것이 척수신경을 압박하면 갑자기 허리와 다리에 통증이 야기된다.

골연화증

골연화증은 비타민D의 결핍과 칼슘 및 인산염 대사의 장애가 주원인이다. 뼈를 구성하고 있는 무기질(미네랄) 성분이 부족해서 뼈에 석회화가 이루어지지 않아 생기는 병이다. 즉 뼈가 딱딱해지지 않고 부드러운 상태로 있는 병이다.

우리의 골격구조를 건축물과 비교하여 보면 쉽게 이해할 수 있다. 즉 뼈는 유기질과 무기질로 이루어지는데 유기질이 철근 또는 철망이라면 무기질은 시멘트, 콘크리트에 비교할 수 있다. 따라서 골다공증은 가벼운 외상으로도 쉽게 골절이 발생되나 골연화증에서는 골절보다는 구부러지는 변형이 특히 체중부하를 받는 하지에서 발생한다.

뼈 형성 단계에서 첫째로 유기질에 의해 뼈의 형태만 형성되는데 이 단계는 아직 부드러워서 칼로 자를 수 있는 상태이다.

두번째 단계는 무기질인 '인산칼슘 화합물'(하이드록시아파타이트)이 시멘트처럼 결합하면 단단하고 튼튼한 뼈가 되는 것이다. '골연화증'은 이 두번째 단계에서 칼슘과 인산이 부족하기 때문에 생기는 병이다.

부갑상선 항진증

부갑상선이라는 내분비선은 갑상선 옆에 상하좌우로 4개가 있다. 쌀알 크기의 작은 부갑상선이 간혹 어떤 병인에 의해서 손톱크기만큼이나 커져서 정상의 몇 배나 되는 많은 부갑상선 호르몬을 분비하는 경우가 있다. 이와 같이 부갑상선 호르몬을 지나치게 만들어 그 기능이 너무 강해지는 병을 말한다.

부갑상선 항진증은 골다공증과 같이 뼈의 칼슘이 줄어드는 병인데 뼈에서 칼슘과 인산이 대량으로 빠져나와 신장을 통해 소변으로 배설되므로 신장에 결석이 생기기 쉬운 병이기도 하다.

부갑상선 항진증의 치료는 부어오른 부갑상선을 수술로 제거해 버리는 것이 가장 빠른 방법이다. 그렇지 않고는 좀처럼 낫지 않는다. 수술 후에도 뼈를 회복하는 데는 6개월에서 2년 정도 걸린다.

이 부갑상선 항진증은 골다공증과 같이 나이 든 여성들이 걸리기 쉽고, 자주 골절을 일으키는 증상도 비슷하다. 그러므로 골다공증과 혼돈하기 쉬운 병의 하나이다.

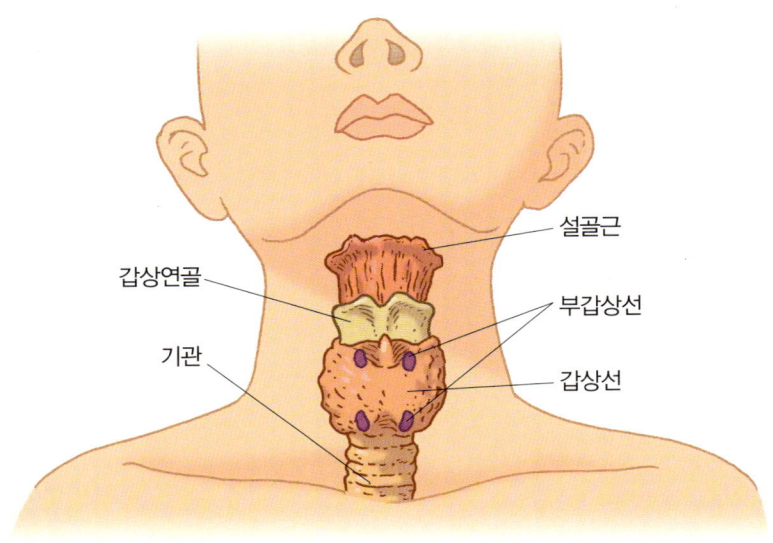

갑상선은 목의 앞쪽 가운데에 위치하며 부갑상선은 위, 아래에 네 개가 존재한다.

【갑상선과 부갑상선의 위치】

골다공증 이외의 병을 발견하려면 혈액과 소변검사를 한다

 골다공증인지 다른 병인지는 겉으로 본 증상과 뼈의 상태로만은 구별하기 어렵기 때문에 반드시 혈액과 소변검사를 받아야 한다.
 골연화증은 혈액에 있는 인산이 정상에 비해 많이 모

자라고 부갑상선 항진증은 혈액에 칼슘이 지나치게 많은 것이 특징이다. 그러나 골다공증은 혈액 속의 칼슘과 인산이 건강한 사람과 거의 다르지 않다. 이런 여러 가지 증상은 초기에 전문의의 진찰을 받고 적절한 치료를 받는 것이 우선이다.

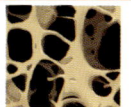

[03] 골다공증과 여성

먼저 위험인자를 체크하라

골다공증은 여성의 병이라고 부른다. 특히 폐경기가 지난 50세 이상의 여성이 걸리기 쉽다는 것은 다 알려진 사실이다. 그러나 젊은 여성이나 남성에게도 드물게 골다공증이 나타난다.

골다공증의 종류에는 중년이상의 여성에게 많은 '원발성 골다공증'과 젊은 사람이나 어린이에게 나타나는 '속발성 골다공증' 두 가지가 있다. 원발성 골다공증에는 폐경 후 골다공증과 노인성 골다공증으로 분류한다.

속발성 골다공증
속발성 골다공증은 부신피질 스테로이드제를 복용하거

나 장기간 뼈에 힘이 가해지지 않은 상태가 계속되는 것도 원인이다. 또 성선기능저하증, 갑상선 및 부갑상선 질환 및 영양성 골다공증 등 많은 원인이 있다. 그러므로 치료는 그 원인을 제거하면 치유될 수 있다.

원발성 골다공증

원발성 골다공증은 대부분 그 발생 원인이 확실하지 않다. 대체로 골다공증 위험인자는 다음과 같다.

① 여성이다.
② 폐경기 이후다.
③ 나이가 많다.
④ 가족 중에 골다공증 환자가 있다.
⑤ 몸이 야위었다.
⑥ 운동량이 적고 근육발달이 나쁘다.
⑦ 칼슘섭취가 부족하다. 단백질, 소금, 인산을 지나치게 섭취한다.
⑧ 햇볕을 잘 쬐지 않는다.
⑨ 설사를 자주하고 위장병이 있어 흡수력이 나쁘다.
⑩ 부신피질 스테로이드제를 복용한다.
⑪ 담배를 많이 피운다.

⑫ 술을 많이 마신다.

⑬ 자주 피로하고 스트레스를 많이 받는다.

결국 이들 인자가 많이 겹칠수록 골다공증에 걸릴 가능성이 높다. 원발성 골다공증은 폐경 후 골다공증과 노인성 골다공증으로 분류된다.

	폐경 후 골다공증	노인성 골다공증
나이	51~70	70 이상
성별(여, 남)	6 : 1	2 : 1
골소실 장소	주로 소주골	소주골과 피질골
골소실 정도	항진	항진되지 않음
골절 부위	척추와 요골	척추와 대퇴골
부갑상선 호르몬	감소	증가
칼슘 흡수	감소	감소
주원인	폐경과 관련	노화와 관련

여성은 선천적으로 뼈가 가늘다

나이에 상관없이 여성은 남성보다 뼈가 가늘다. 청장년기에 남성은 남성호르몬의 영향으로 뼈가 매우 굵어지는데 반하여 여성은 그 정도가 미약하다. 나이가 들어 점차 뼈가 얇아져도 원래 뼈가 굵은 남성은 그리

큰 장애를 받지 않으나 선천적으로 뼈가 가는 여성은 큰 타격을 받게 된다. 가는 뼈가 더욱 줄어서 결국에는 위험한 지경에까지 이르러 가벼운 외상으로 쉽게 골절이 발생한다.

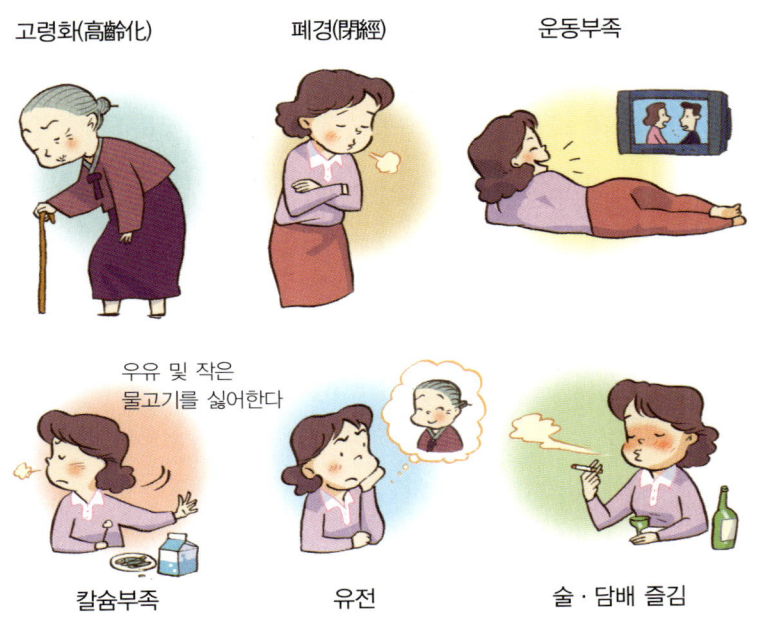

【골다공증의 대표적인 원인】

골격을 건강하게 유지해오던 여성호르몬이 폐경으로 에스트로겐의 분비가 줄면서 골량이 현저히 감소한다

남성을 남성답게 하는 남성호르몬은 나이가 들면서 조금씩 감소하지만 60~70대에서도 남성호르몬 분비가 지속된다. 그러나 여성은 평균 50세 정도에서 폐경이 되고 여성 호르몬인 에스트로겐 분비가 급속하게 감소한다. 또한 배란이 되지 않아 임신할 수 없다.

에스트로겐의 역할은 첫째 수태임신을 거쳐 아기를 출산시키는 역할을 한다. 난포를 키우는 일, 자궁과 유선발육을 돕고 뱃속의 태아가 안전하게 태어날 수 있도록 산도를 확보한다. 태아의 발육을 지탱하는 골반과 산도를 제대로 지키기 위해 뼈가 튼튼해야 하므로 에스트로겐이 골아세포에 영향을 주어 뼈를 지키는 역할을 한다.

이와 같이 여성의 뼈를 강화시키고 보호하는데 절대적 역할을 담당하던 여성호르몬이 폐경에 의해 아기를 낳을 필요가 없어지면 에스트로겐 분비가 급격히 감소하고 뼈를 강화시키는 에스트로겐 보호작용이 없어진다.

그러므로 에스트로겐의 감소는 뼈에 작용하여 골소실을 증가하고 이로 인해 혈청칼슘이 증가하며 부갑상선의 작용을 억제해서 활성비타민D의 합성도 감소된다. 이로 인해 장에서 칼슘흡수가 감소되고 또 장에서 칼슘흡수를 도와주는 작용도 했는데 폐경으로 에스트로겐 분비가 없어지면 장에서 이루어지는 칼슘흡수율도 함께 나빠져서 결국 골량감소 현상이 야기된다. 이와 같이 폐경기에는 여성의 뼈를 튼튼하게 강화시키고 뼈의 기능을 보호해주던 에스트로겐 보호작용이 상실되어 급격하게 골밀도가 줄어들게 된다. 그래서 이 시기에 골다공증 증상이 현저하게 드러난다.

부신피질호르몬과 골다공증

스테로이드라고 불리는 부신피질호르몬은 신장의 바로 위에 위치한 부신에서 만들어지는데 이 호르몬은 염증을 강력하게 억제하는 작용을 한다. 각종 스트레스에 대처하여 우리 몸을 정상으로 유지시켜주는 중요한 역할을 하는 호르몬이다. 또한 면역반응을 억제하는 효과가 뛰어나고 장기이식 후 환자의 거부반응을 줄여서 이

식한 장기가 오래 살도록 해주는 결정적 역할을 한다.

　그러나 이 부신피질호르몬을 장기간 사용하였을 경우 나타날 수 있는 부작용은 매우 다양하여 골다공증을 초래하는 것 외에도 피부가 얇아지고 약해져서 쉽게 멍이 들고 피부가 터져 갈라지기도 한다. 또한 고혈압이 발생하거나 당뇨병이 생길 수도 있고, 백내장이 오거나 녹내장이 나타날 수 있는데 이러한 질환은 실명을 가져오기도 한다.

　부신피질호르몬은 현대의학에서는 위기에 빠진 환자

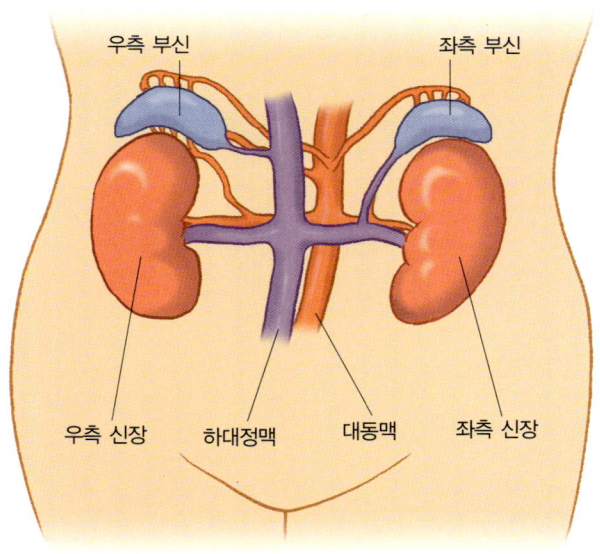

【부신의 위치】

의 생명을 구하는 수단이면서 동시에 남용될 경우에는 걷잡을 수 없는 부작용을 가져오는 약이기도 하다. 부신피질 호르몬을 장기간 사용하면 골다공증이 오고 이 외에도 고관절에서 대퇴골 골두의 무혈성괴사라는 현상이 일어나서 고관절이 손상되므로 의사의 처방에 의해서만 사용하여야 하며 사용에 주의해야 한다.

우리나라에서 흔히 부신피질호르몬이 남용되는 경우는 노인들의 퇴행성관절염에 부신피질호르몬을 사용하는 경우가 흔하다. 퇴행성관절염은 아직까지 근본적인 치료방법이 없는 실정이지만 우선 체중을 서서히 줄이

부신피질호르몬은 꼭 필요한 경우에 사용해야 한다.

남용을 하게 되면 골다공증 등 심각한 부작용이 생긴다.

【부신피질호르몬의 효과】

고 적절한 휴식과 운동을 균형있게 시행함으로써 증상의 경감 및 손실을 기대할 수 있으며 약물(비스테로이드성 소염진통제) 치료를 병행하면 통증은 있어도 그런대로 큰 불편 없이 지낼 수 있으므로 부신피질호르몬 사용을 필히 자제해야 한다.

아편처럼 아픈 것이 즉시 가라앉는다고 부신피질호르몬을 사용하면 우선은 아프지 않지만, 계속 사용하면 관절에 부담을 주어 염증의 악순환이 반복되면서 더 많은 양의 부신피질호르몬을 투여해야 하며 뼈와 관절에는 더 나쁜 결과를 초래한다.

콜레스테롤과 여성호르몬 에스트로겐

피 속의 콜레스테롤이 높아지면 동맥경화가 발생하기 쉽다는 사실은 누구나 알고 있는 사실이다. 그러나 콜레스테롤 수치가 높다고 다 나쁜 것은 아니다. 혈액중에는 'HDL 콜레스테롤'처럼 우리 몸에 이로운 콜레스테롤도 있다. 즉, LDL콜레스테롤 수치가 높으면 동맥경화증을 일으키는 반면 HDL 콜레스테롤 수치가 높으면 동맥경화증 발생을 예방하는 작용을 한다.

폐경기 전 여성은 같은 연령대의 남성에 비해 LDL 콜레스테롤 수치가 낮고 HDL 콜레스테롤 수치는 높다. 그러나 폐경 후에는 반대로 LDL 콜레스테롤 수치가 같은 연령대의 남성에 비해 높아지고 HDL 콜레스테롤의 양은 감소된다.

폐경 후 생기는 LDL 콜레스테롤은 크기가 작고 촘촘하여 동맥경화증을 더 잘 일으킨다. 폐경 전에는 여성에게 드물게 발생하던 동맥경화에 의한 심장질환이나

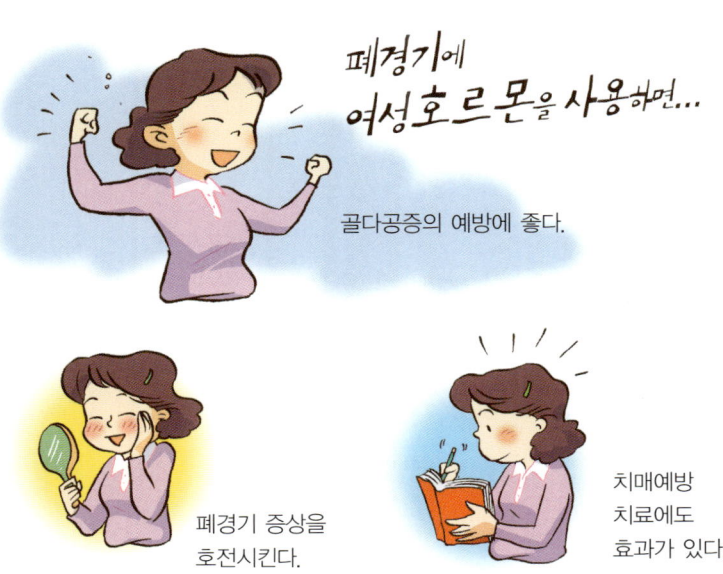

【폐경기 여성에게 에스트로겐을 사용하였을 때의 효과】

뇌혈관 질환이 폐경 후에는 그 발생빈도가 급격히 증가되어 같은 연령대의 남성과 거의 같은 정도로 많아지게 된다. 그러므로 폐경기 여성들은 혈청 콜레스테롤을 검사하고 만일 높을 경우 가능한 빨리 콜레스테롤을 낮추는 약제를 복용하여 LDL 콜레스테롤을 낮추고 HDL 콜레스테롤을 증가시키므로써 동맥경화를 예방하고 동맥경화에 따른 합병증을 예방해야 한다.

에스트로겐 복용으로 유방암 발병이 우려되는 분들은 의사와 상의하여 선택적 에스트로겐 수용체 조절제(SERM, 랄록시펜)의 복용을 고려해 볼 만하다. 이 호르몬제는 오히려 유방암을 줄이는 효과가 있다고 알려져 있다.

최대 골밀도일 때 예방을 시작해야 한다

우리들의 몸은 태어나 성장함에 따라 뼈의 길이나 두께가 늘어나 점점 튼튼하게 된다. 뼈가 가장 튼튼하게 되는 시기는 일반적으로 30~35세 정도로 이때의 골밀도를 최대 골밀도라 한다.

최대 골밀도를 정점으로 나이가 들수록 남녀 구별 없

이 뼈가 서서히 약해져 골밀도는 하강곡선을 그리게 된다. 남자의 경우 최대 골밀도에서 고령에 이를 때까지 약 1/4 정도가 감소하나 여자의 경우 약 1/3 정도가 감소한다. 각자의 유전인자의 프로그램에 의해서 노화의 속도가 결정되고 골밀도의 감소 정도도 결정된다.

이러한 요소를 유전적인 요소로 생각하고 천명이라고 순순히 받아들이기에는 현대의학이 너무 많이 발전되었다. 근래에는 골다공증에 관한한 뼈의 노화속도를 늦추고 골량을 보완하는 여러 약제와 운동요법으로 골다공증에 걸리지 않도록 하는 것이 가능하게 되었다.

40대 전후부터 꾸준히 체중에 부하가 가는 운동을 생

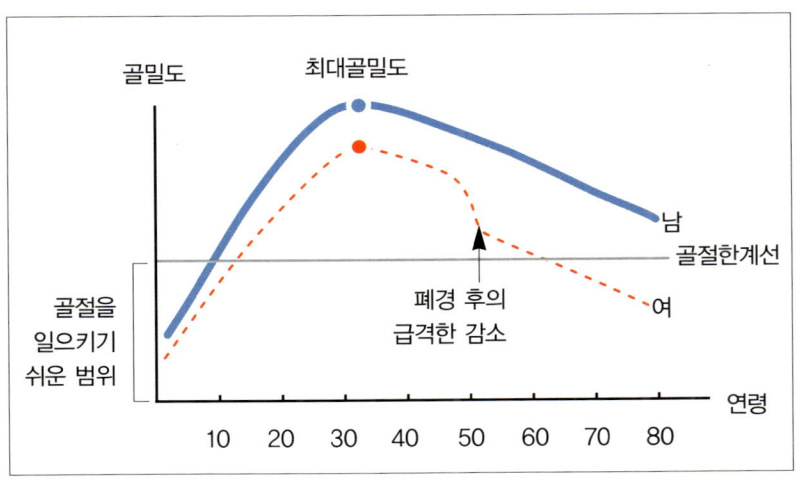

【나이에 따른 골밀도의 변화】

활화하고 우유와 치즈, 요구르트 등 유제품과 다시마, 녹미채 등 칼슘 흡수율이 좋은 여러 가지 식품을 골고루 섭취하는 생활습관이 가장 중요하다.

부모가 골다공증이라도 자식은 골다공증을 극복할 수 있다

할머니가 허리가 굽어있으면 어머니도 골다공증에 걸릴 확률이 높은 것이 사실이다. 어머니와 딸의 뼈를 비교해 보면 어머니가 골다공증인 사람의 딸도 뼈가 허약하다. 그러나 어머니처럼 골다공증이 된다고 단정할 수는 없다. 골다공증에 걸리기 쉬운 체질이긴 하지만 유전은 결코 변화시킬 수 없는 운명이 아니라 작은 핸디캡 정도에 불과하다. 후천적인 노력으로 얼마든지 극복할 수 있는 인자이다. 골다공증에는 많은 요인이 있다. 그 중 오랜 생활습성이 그 원인을 만들어내는 경우가 얼마든지 있다.

여성은 최대 골밀도 때인 30~35세 때부터 평소 가까운 거리는 걸어 다니는 습관, 출퇴근은 지하철로, 하루 두 번 이상 계단 오르내리기, 하루 30분 정도(아침이나 저녁 때) 빨리 걷기나 달리기를 일과로 잡으면 골다공증을 극복할 수 있다. 물론 칼슘이 많은 음식을 꾸준히 먹어야 한다.

골다공증은 살찐 사람보다 야윈 사람이 더 위험하다

뼈는 무거운 힘을 받을수록 강해진다. 체중이 무거운 사람은 마치 무거운 짐을 들고 걸어 다니는 것과 같은 효과를 나타내서 뼈가 점점 강해지는 것 같다. 반대로 마른 사람이나 지나친 다이어트로 저체중인 사람도 뼈에 실리는 무게가 적으므로 뼈에 가는 자극이 미미해서 뼈의 강화에 도움이 안 되므로 마른 사람은 충분히 체중이 실리는 운동을 해서 뼈를 튼튼하게 해야 한다. 평소에 우유 등 유제품과 다시마, 녹미채, 목이버섯 등 칼슘 흡수가 잘 되는 식품과 칼슘 흡수를 돕는 식품을 늘 섭취해야 한다.

살찐 사람이 여성호르몬을 많이 생성한다

살찐 사람이 마른 사람보다 골다공증에 적게 걸리는 또 한 가지 이유는 여성호르몬 에스트로겐과 관계가 있다. 에스트로겐은 주로 난소에서 만들어지지만 일부는 부신에서 남성호르몬이 만들어진 다음 피하지방조직에서 에스트로겐으로 바뀌기도 한다. 살이 쪄서 피하지방이 많은 사람은 남성호르몬이 여성호르몬인 에스트로겐으로 전환되는 것이다. 갱년기에 난소에서 에스트로겐을 만들 수 없게 되어도 살찐 사람은 지방조직에서 어느 정도 에스트로겐을 보충할 수 있으므로 유리하다는 뜻이다.

반대로 마른 사람은 피하지방이 적어 에스트로겐을 충분히 받을 수 없기 때문에 항상 에스트로겐 결핍상태에 있고 골다공증에 걸릴 위험이 있으므로 특히 마른 여성은 유제품과 해초류를 늘 충분히 보충하면서 체중이 실리는 운동을 게을리하지 않으면 튼튼한 골격을 유지할 수 있다.

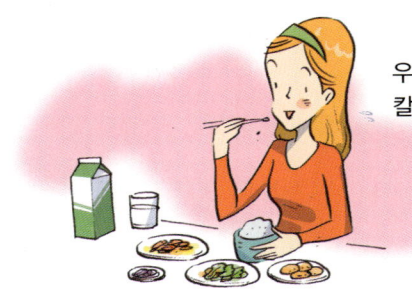

우유, 다시마, 목이버섯 등 칼슘이 많은 음식을 섭취한다.

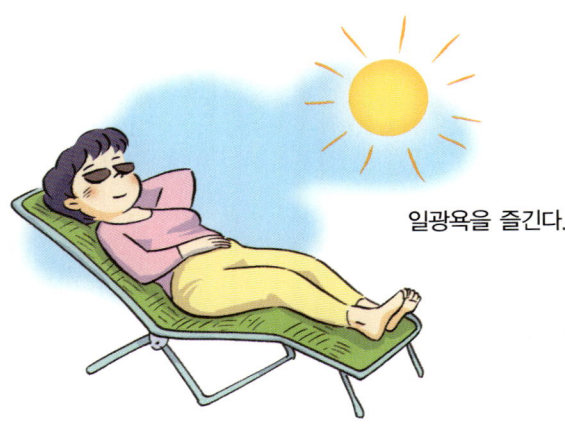

일광욕을 즐긴다.

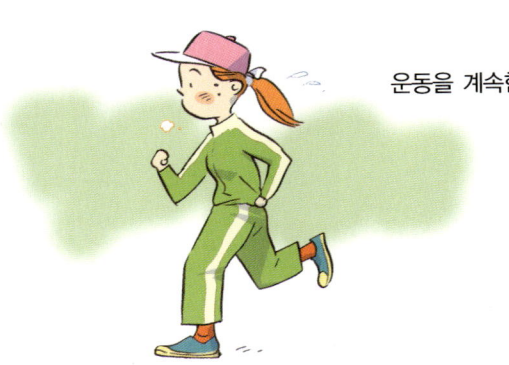

운동을 계속한다.

【뼈를 강화시키는 일상생활의 3원칙】

오랜 기간 병으로 누워있어도 뼈가 약해진다

　최근 우주비행사가 우주비행에서 돌아와도 제대로 걸을 수 있는 것은 초기 우주비행사의 쓰라린 경험을 바탕으로 우주선 안에 있는 동안 매일 열심히 특수기구를 이용하여 운동을 하기 때문이다.
　지구상에 살고 있는 우리들은 무중력의 무서움을 알 수 없다. 하지만 오랫동안 뼈를 사용하지 않고 뼈에 몸무게가 실리지 않으면 아무래도 뼈가 약해지고 얇아지게 된다.
　최근 병원치료에서는 수술 후나 출산 후 되도록 빨리 침대에서 일어나 다시 정상생활로 돌아가게 한다. 오래 누워있는 것이 오히려 인체에 악영향을 미친다는 것이다. 오랫동안 누워있는 것은 분명히 뼈를 약하게 만드는 원인이 된다.

칼슘이 부족하면 뼈가 물러진다

　뼈를 강하게(튼튼하게) 하기 위해서는 칼슘보충이 매우 중요하며, 칼슘 섭취가 불충분하면 뼈의 생성에 영향이 미치게 된다.

　특히 여성에서 칼슘 부족 경향이 많은데 음식물에서의 칼슘섭취 부족과 또 좀더 날씬해지고 싶다는 다이어트의 영향도 겹친 것이 그 이유이다. 그러나 이런 칼슘부족 현상이 지속되면 나도 모르는 사이에 골다공증 증상이 나타나게 되므로 칼슘을 많이 함유한 음식물을 늘 가까이 하는 생활습성이 중요하다.

　우유와 유제품(치즈·요구르트 등)은 칼슘함량이 많고 흡수율도 아주 좋은 식품이다. 또 뼈째먹는 생선(멸치 등)도 칼슘 보충에 좋다. 식품에 따라서 칼슘 흡수를 나쁘게 하는 식품도 있으므로 식품 선택에 주의가 필요하다. 예를 들면, 단백질은 우리 몸의 기초 영양소이다. 이 단백질이 부족하면 영양실조에 걸린다. 반면, 단백질을 지나치게 섭취하면 애써 보충한 칼슘을 소변으로 배출하게 된다. 또 소금도 많이 섭취하면 할수록 그에 비례해서 칼슘이 소변으로 나가버리므로 염분 섭취를 줄여나가야 한다.

　칼슘을 제대로 보충하고 그 칼슘을 효율적으로 흡수하는 방법을 알게 되면, 골다공증의 위험인자 하나를 제거하는 것이다.

식품명	100g에 포함함된 칼슘량(mg)	식품명	100g에 포함함된 칼슘량(mg)
해조	1,400	무잎(날것)	246
참깨	1,200	기자잎(날것)	203
스위스 치즈	936	두부	128
미역(말린 것)	860	우유	118
체다치즈	761	요구르트	111
다시마(말린 것)	710	양배추(날것)	103
당밀(꿀)	685	뱀장어	95
정어리 통조림	435	굴(날것)	94
김	410	시금치(날것)	93
고등어 통조림	260	양배추	49
연어 통조림	259	달걀	47

【칼슘이 많은 식품】

햇볕을 쪼이면 뼈에 필요한 비타민D 생성에 도움이 된다

비타민D는 칼슘흡수에 중요하다. 우리가 섭취한 음식물에 칼슘성분이 많이 들어 있어도 몸속에 비타민D가 충분하지 않으면 장에서 칼슘을 흡수할 수가 없다. 햇볕의 자외선은 콜레스테롤과 에르고스테롤 같은 비타민D의 전구체를 비타민D로 바꾸는 작용을 한다. 그

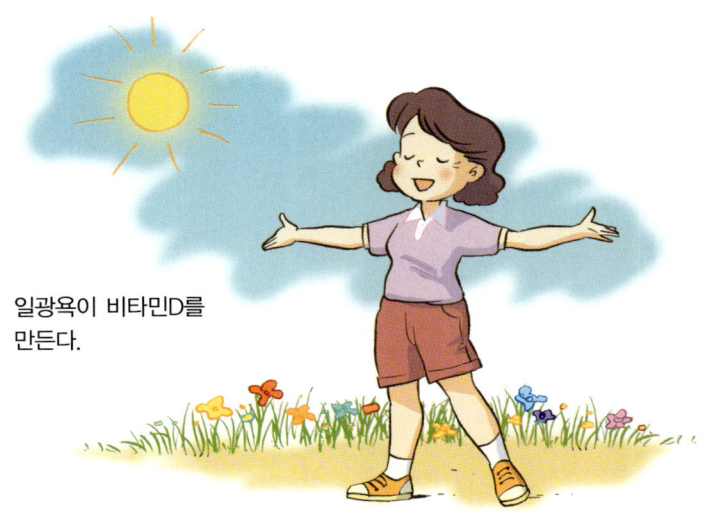

일광욕이 비타민D를 만든다.

【일광욕과 비타민D】

러므로 골다공증에 걸리기 쉬운 나이의 여성은 적절히 햇볕을 쬐는 습관이 필요하다.

술, 담배도 지나치면 골다공증의 위험인자가 된다

특히 여성이 흡연을 하게 되면 뼈를 지키는 여성 호르몬인 에스트로겐이 빨리 몸 안에서 없어지므로 뼈를 약하게 한다. 또 지나친 음주를 하게 되면 소변으로 칼슘을 내보내게 된다. 따라서 지나친 음주 역시 골다공증의 위험인자이다. 스트레스와 과로는 호르몬 변화와 밀접한 연관이 있으므로 이들 모두 뼈에 좋지 않은 영향을 미친다.

가공식품을 즐기는 어린이는 튼튼한 체격을 갖지 못한다

학교 급식 때 우유를 마시게 하거나 식사 중에 치즈를 넣게 하여 칼슘부족 현상이 많이 줄어들었다. 전체적인 영양개선 효과도 보탬이 되어 아이들이 부모보다 키가 큰 경우가 많다.

그럼에도 과거에 비해 상대적으로 뼈가 부실하여 부러지거나 치아가 썩는 아이가 많다. 이것은 칼슘 섭취량이 늘어난 것에 비해 아이들의 공부량이 더 늘어나 밖에서 햇볕을 받으며 마음껏 뛰어놀 수 없게 된 것도 원인이다. 또한 텔레비전, 컴퓨터 게임에 빠져 운동을 하지 않기 때문에 뼈도 단련되지 못하고 거기에 칼슘 흡수를 방해하는 인산이 많은 가공식품이나 과자를 지나치게 많이 섭취하는 것도 뼈를 약하게 만드는 원인이다. 어린 시절의 칼슘섭취 방법과 운동량이 뼈의 건강에 큰 영향을 미친다는 사실을 인지하고 아이들을 키워야 한다. 소년기에 충분한 골량을 유지하지 못하면 나이 들어 골다공증에 이환될 확률이 높아진다. 그러므로 골다공증은 소년기의 충분한 골량형성이 중요하다고 할 수 있다.

골다공증을 유발하는 다른 질병들

쿠싱병

이 병은 뇌하수체가 커져서 ACTH라는 부신피질을 자극하는 호르몬을 지나치게 분비하기 때문에 일어나는 병이다. 이 호르몬은 종양과 외상, 수술 등으로 신체가 스트레스를 받을 때 많이 분비되는 호르몬이다. 젊은 사람이라도 이 병에 걸리면 뼈가 부스러지고 물러져서 마치 노인과 같은 중증 골다공증이 된다. 쿠싱병은 칼슘흡수가 나빠지고, 칼슘이 소변으로 자꾸 배출되어 버린다. 이 때문에 나이에 관계없이 골밀도가 줄어서 골다공증이 되는 것이다.

류마티스관절염

류마티스관절염도 골다공증을 일으키기 쉬운 병이다. 관절을 움직이면 아프므로 관절의 움직임이 적어지고 그로 인해 관절의 운동이 부족하여 점점 뼈가 약해진다. 이 병은 관절 부근의 뼈가 약해지고 파괴되는 것이 특징이다.

터너증후군

선천적으로 난소의 기능이 나빠져서 여성호르몬을 만들지 못하는 병을 말한다. 이 터너증후군의 특징은 키도 별로 크지 않고, 월경이 시작되지 않는 것이다. 이 병도 젊을 때부터 뼈가 약해지고 얇아지게 한다.

신경성 식욕부진증

지나치게 식사량을 줄이거나 가정과 회사 일로 과민하여 식욕이 없어지는 것이 계기가 되어 아무것도 먹지 않은 상태가 오래 계속되는 병을 신경성 식욕부진증이라 한다. 특히 사춘기 여성에게 잘 나타나는 병이다. 대개 몸 전체의 영양이 부족하고 몸무게도 극도로 줄어들어서 월경이 없어지기도 한다. 그러므로 여성호르몬의 분비가 부족해서 뼈가 약해지고 골다공증이 된다.

소화기관의 병이 원인인 경우

칼슘은 장에서 흡수된다. 그러므로 소화기관이 좋지 않으면 골다공증이 생기기 쉽다. 설사는 먹은 것이 그대로 장을 지나쳐버리는 증상이니 칼슘 흡수도 당연히 나빠진다. 만성설사나 글루텐(식물성 단백질)이 장을 통과하면 반드시 설사를 일으키는 스프루라는 병 등으로 인해 골다공증이 일어나는 경우가 많으므로 주의가 필요하다. 또한 췌장에서 분비되는 췌장액은 소화흡수를 도와주는 작용을 하는데 췌장염에 걸리게 되면 칼슘흡수가 잘 되지 않는다.

수술 후 뼈가 약해지는 경우

양쪽 난소를 제거하는 수술은 여성호르몬인 에스트로겐의 분비를 억제하는 것으로 골다공증의 원인이 되기도 한다. 즉, 월경이 없어지므로 갱년기 여성과 같은 상태가 되어 젊은 나이에도 골다공증이 걸릴 가능성이 높다. 이 경우에는 에스트로겐 치료로 뼈가 약해지는 것을 막을 수가 있다.

또, 뇌하수체에 생긴 종양을 제거하는 수술을 하면 뇌하수체에서 나오는 난포자극호르몬과 황체자극호르몬이 없어지므로 간접적으로 난소의 기능을 감소시키고 에스트로겐 분비를 적게 한다. 이때는 뼈가 제대로 회복되기까지 적절한 조치를 해야 한다.

우리가 섭취하는 음식물에서 칼슘은 위에서는 그다지 흡수되지 않지만 십이지장과 소장에서 비타민D의 도움을 받아 비교적 효과적으로 흡수된다. 이런 점을 유의하여 수술 후에는 칼슘을 흡수하는 장기에 영향이 미치는지를 판단하여 원활한 칼슘 수급에 적절한 조치를 해야 한다.

면역 이상과 골다공증과의 관계

면역은 외부에서 들어온 세균과 이물질을 몸속에서 처리하는 섬세한 방어력이다. 세균이나 이물질이 몸 안에 들어오면 맨 처음 이것을 발견하는 것이 거대 탐식 세포이다. 이 세포의 정보를 받아서 직접 세균을 공격하는 것이 T임파구나 내추럴 킬러세포, 항체를 발사하는 B임파구이다. 이 임파구는 한번 침입한 세균이나 바이러스를 반드시 기억하고 있다가 같은 침입자가 다시 침입했을 때는 재빨리 더 많은 항체를 만들어 효과적으로 공격할 수 있다는 것이다. 세균이나 이물질은 피부나 소화관, 호흡기에 침입하는 경우가 많으므로 이들 기관은 특히 강한 면역구조로 되어 있다.

면역의 주역인 백혈구는 골수에서 만들어진다

 골수는 척추 속에 있고 뼈에 의해 보호되는 유연한 조직이다. 여기에서 혈액 세포인 적혈구, 백혈구, 혈소판이 만들어진다. 적혈구는 붉은 혈색소 헤모글로빈을 함유하고 있고, 헤모글로빈은 폐에서 산소와 결합하여 산소를 각 조직에 운반하는 역할을 한다. 혈소판은 출혈할 때 혈액을 응고시키는 작용을 한다. 백혈구는 여러 가지 기능이 있는데 주로 몸 밖에서 침입하는 세균이나 바이러스, 이물질에 대해 몸을 보호하는 역할을 한다.
 임파구와 거대탐식세포도 백혈구에서 나온 것이다. 임파구는 임파절에서 만들어지고 흉선을 통하는 동안 완성되어 온 몸 각 부분의 임파절과 비장에 축적되어서 가장 중요한 면역세포로서 작용한다. 이러한 생명유지에 중요한 혈액세포와 면역세포를 계속 만들어내는 것이 골수이므로 인간은 골수가 제기능을 다하지 못하면 생존할 수 없다.

혈액세포를 만드는 데는 충분한 칼슘이 필요하다

혈액세포가 만들어지는 과정에서 혈액세포가 계속 분열하고 분화해갈 때 상당한 양의 칼슘이 필요하다. 따라서 칼슘을 대량으로 필요로 하는 혈액세포나 면역세포를 만들기 위해서 체내 칼슘의 대부분이 저장되어 있는 거대한 창고인 뼈 속 골수에서 혈액세포가 만들어진다.

내가 골다공증에 걸렸다는 것을 어떻게 알 수 있을까?

골다공증을 초기에 진단하기란 어렵다. 왜냐하면 뼈에서 무기질이 30~40%이상 손실되어야만 방사선 사진 촬영으로 진단이 가능하기 때문이다. 그러나 최근에는 조기진단 방법으로 골밀도 측정, 컴퓨터 단층촬영 등이 소개되어 골다공증을 조기에 진단할 수 있으며 또한 예방도 가능하게 되었다.

골량 감소가 진행된 다음에는 X-ray로도 진단할 수 있다. 골다공증 환자를 진단하는 다른 방법으로는 생활방식을 잘 조사하여 위험 인자를 파악하는 것이다. 위험 인자가 있는 사람에게서는 골밀도 측정이 필수적이다.

골밀도 측정은 어떠한 사람에게 시행하나?

참고로 대한골대사학회에서는 다음과 같은 사람에게서 골밀도 측정을 시행할 것을 권하고 있다.

골밀도 측정의 적응증(대한골대사학회 안)
1) 연령에 상관없이 6개월 이상 무월경을 보이는 여성
2) 65세 이상 여성과 70세 이상의 남자
3) 방사선 소견에서 척추골절이나 골다공증이 의심되는 환자.
4) 이차성(속발성) 골다공증이 의심될 때(장기간 스테로이드 치료환자. 부갑상선 기능항진증, 갑상선 기능항진증, 다발성 류마치스 관절염, 항 경련제 등의 골소실 유발 약제를 사용하는 환자 등)
5) 골다공증의 약물요법을 시작하려는 모든 환자
6) 이미 골다공증 치료를 받는 모든 환자의 경과 추적을 필요로 하는 경우
7) 기타 골소실이나 골다공증이 의심되는 경우 등

현재 우리나라에서 흔히 이용되는 골밀도 측정법은 이중에너지 방사선흡수법, 정량적 초음파 흡수법, 정량적 전산화 단층촬영법 및 말단골 정량적 전산화 단층촬영법 등이 있다.

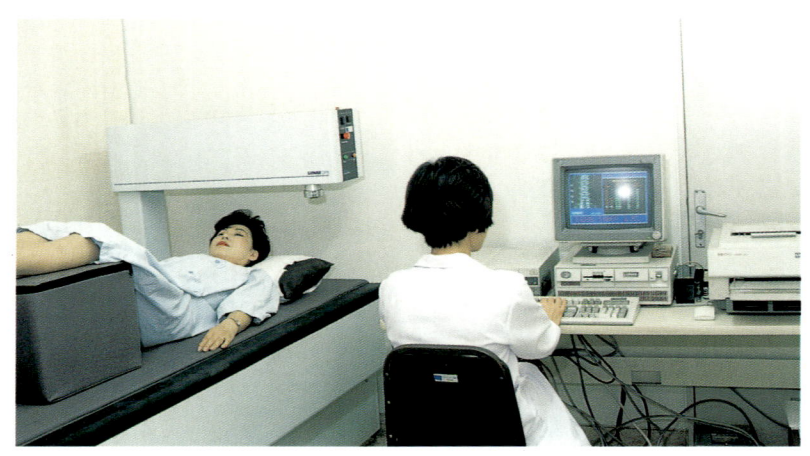

【골밀도 측정 장면】

골다공증 진단은 어떻게 내려지나?

세계보건기구(WHO)에 의하면 측정된 골밀도가 성인 골량의 평균값에서 표준편차의 1~2.5배가 감소된 경우를 '골감소증(osteopenia)'이라 하며 2.5배 이상 감소된 경우를 '골다공증(osteoporosis)'이라고 한다. 그리고 골다공증이 있으면서 골절을 동반하면 '심한 골다공증'이라고 한다. 위의 그림은 40세 경에 폐경이 된 46세 환자의 골밀도 소견으로 요추부에서는 골다공증이 있으며 대퇴부에서는 골감소증이 보인다.

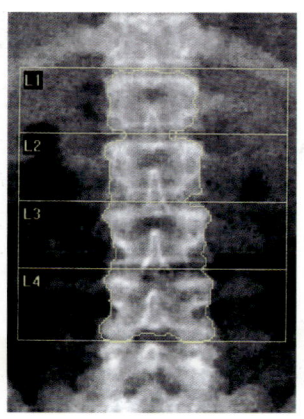

Region	Area (cm²)	BMC (g)	BMD (g/cm²)	T-Score	PR (%)	Z-Score	AM (%)
L1	10.02	5.83	0.582	-2.8	64	-2.2	67
L2	11.28	7.53	0.668	-2.7	68	-2.1	70
L3	12.40	8.89	0.717	-2.7	70	-2.1	72
L4	14.23	11.17	0.785	-2.6	73	-1.9	75
Total	47.93	33.42	0.697	**-2.7**	69	-2.0	72

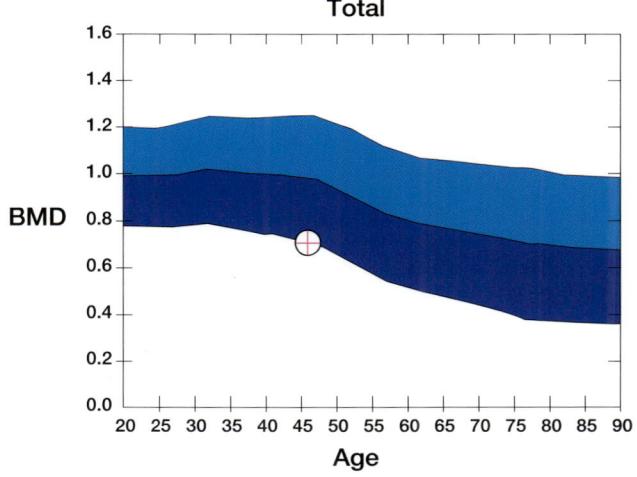

46세의 폐경 후 여성. 척추부 골밀도를 측정한 그림으로 평균 T값(젊은 연령의 골량의 평균값 ± 표준편차)이 -2.7로 WHO 분류상 골다공증으로 골절위험도는 매우 높음

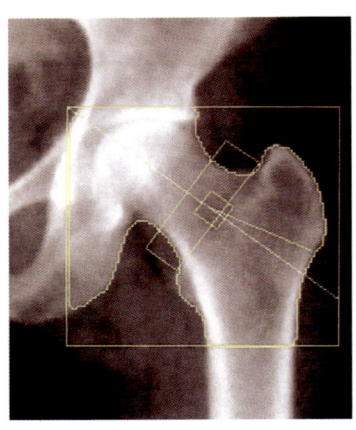

Region	Area (㎠)	BMC (g)	BMD (g/㎠)	T-Score	PR (%)	Z-Score	AM (%)
Neck	5.09	2.92	0.573	−2.2	71	−1.6	76
Troch	9.51	4.84	0.509	−1.3	80	−1.1	83
Inter	15.90	12.47	0.785	−1.5	78	−1.4	80
Total	30.50	20.23	0.663	**−1.6**	78	−1.4	80

【대퇴골 근위부의 각 부위별 골밀도와 연령별 평균치와의 상관관계】

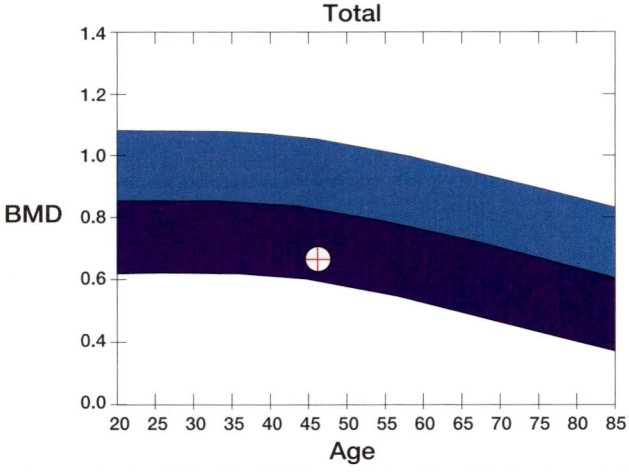

같은 환자의 대퇴부 골밀도를 측정한 그림으로 평균 T값이 −1.6으로 WHO 분류상 골감소증으로 골절위험도가 높음

뼈 속의 신진대사는 골수의 도움으로 촉진된다

 골수는 뼈의 신진대사를 돕는 작용을 하는데 면역의 가장 앞부분에서 작용하는 거대탐식세포가 '인터류킨1', '종양파괴인자' 같은('사이토카인' 이라고 함) 정보물을 뼈에 보내서 오래된 낡은 뼈를 제거하는 작용을 돕는다.
 뼈를 파괴한다고 하면 뼈를 약하게 하는 것으로 생각하기 쉬우나 그것에 뼈를 만드는 작용이 연결되면 뼈의 대사가 활성화되어 튼튼한 뼈를 새로 만들게 되는 것이다.
 건강한 사람은 상호작용이 잘 되어 균형이 이루어져 있다. 또 거대 탐식세포는 비타민D를 활성(형)비타민D로 바꿔서 뼈의 활성화를 촉진한다.
 이와 같이 건강한 사람의 혈액 속에는 일정비율의 면역작용을 조절할 수 있는 Helper T세포가 있는데 어떤 사람은 Helper T세포가 증가하고 Suppresser T세포가 감소한다.
 이렇게 균형이 깨짐에 따라 면역 기능 전체에 이상이 생기고 골수에서 뼈에 주고 있는 여러가지 신호가 제대로 이루어지지 못해서 골다공증이 된다.

즉 골수에서의 역할이 원활하지 못하면 파골세포의 작용과 그것에 연결되어 일어나는 새로운 뼈를 만드는 조골세포(골아세포)의 작용도 멈춰 버리는 것이다. 그 결과 골다공증이 발생하는 것이다.

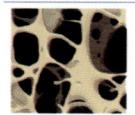

뼈의 구성과 중요성

뼈의 중요한 역할

뼈는 우리 몸의 기초 골격구조이다. 약 206개의 뼈가 연결되어 우리 몸의 여러 장기를 보호하고 유기적 기능을 수행할 수 있도록 하는 결합체이다.

또한 뼈 속에는 피를 만드는 골수를 저장하고 보호하며 인체의 칼슘 중 99%, 인의 90%를 저장하는 칼슘창고 역할을 하는 곳이다. 피속에 칼슘용액이 부족할 경우는 뼈 속의 칼슘이 빠져 나와서 혈청칼슘의 농도를 일정농도로 유지하는 것이 뼈의 세 번째 큰 역할이다.

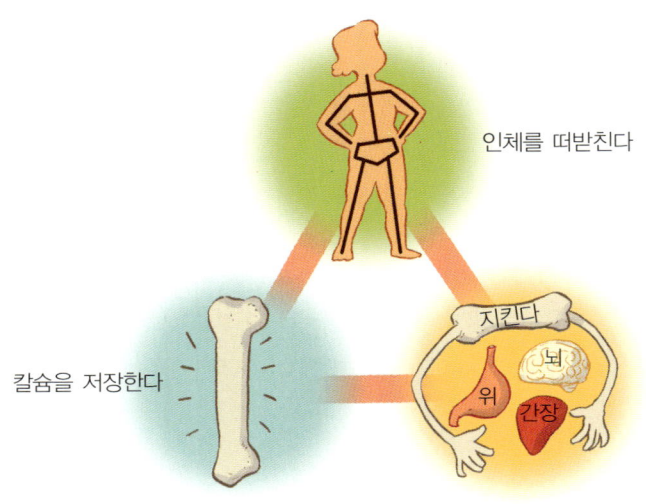

【뼈의 세 가지 역할】

뼈의 구성

뼈는 20%의 수분과 35%의 유기물질(대부분 교원섬유), 45%의 무기물질(칼슘과 인산염)로 이루어져 있다. 건축물을 지을 때 먼저 철근을 세운 다음 콘크리트를 부어 넣는 것과 같이 뼈의 형성도 유기물질인 콜라겐 섬유(골기질)로 철근을 세우듯이 뼈를 편집물 모양으로 배열하고 그 편집물 사이사이 무기물질인 칼슘과 인산염을 건축물의 콘크리트처럼 넣어서 강하게 축적하고 석회화되어 탄탄하게 만들어진다. 이와같이 형성된 골격(뼈)은 체중을 지탱하며 근육수축의 지렛대가 되는 것이다.

이런 콘크리트 역할을 하는 주성분은 전술한 바와 같이 칼슘과 인산으로 수산화 인회석 결정을 이루고 여기에 나트륨, 마그네슘 등이 조금 포함되어 있다. 이와 같이 성분을 일정비율로 조합하고 이상적인 건축물로 조성하는 것이 골아세포의 역할이다. 겉으로 보기에는 단지 딱딱한 돌처럼 보이는 뼈도 내부에는 배관이 있고 혈액을 만드는 조혈세포가 있다.

뼈는 견고한 것이 우선이다. 206개로 구성된 모든 뼈를 합쳐도 그 무게는 몸무게의 18%를 넘지 않는다. 그러나 견고함의 비결은 뼈가 얇은 판을 겹겹이 댄 층판구조로 되어 있는데다 중심부가 대나무처럼 속이 비어 있어 무게는 가벼우면서도 강도는 철판 이상으로 강하다.

뼈의 구성에서도 기술한 바와 같이 콜라겐 섬유는 뼈의 토대를 이루는 중요한 단백질로 칼슘과 함께 뼈를 튼튼하게 강화하는 뼈의 중요한 단백질 성분이다.

장단지에서 발목으로 이어지는 아킬레스건의 대부분은 콜라겐 섬유로 되어 있어 걸을 때나 달릴 때 전신의 체중을 지탱하고 또 피부에 포함되어 있는 콜라겐

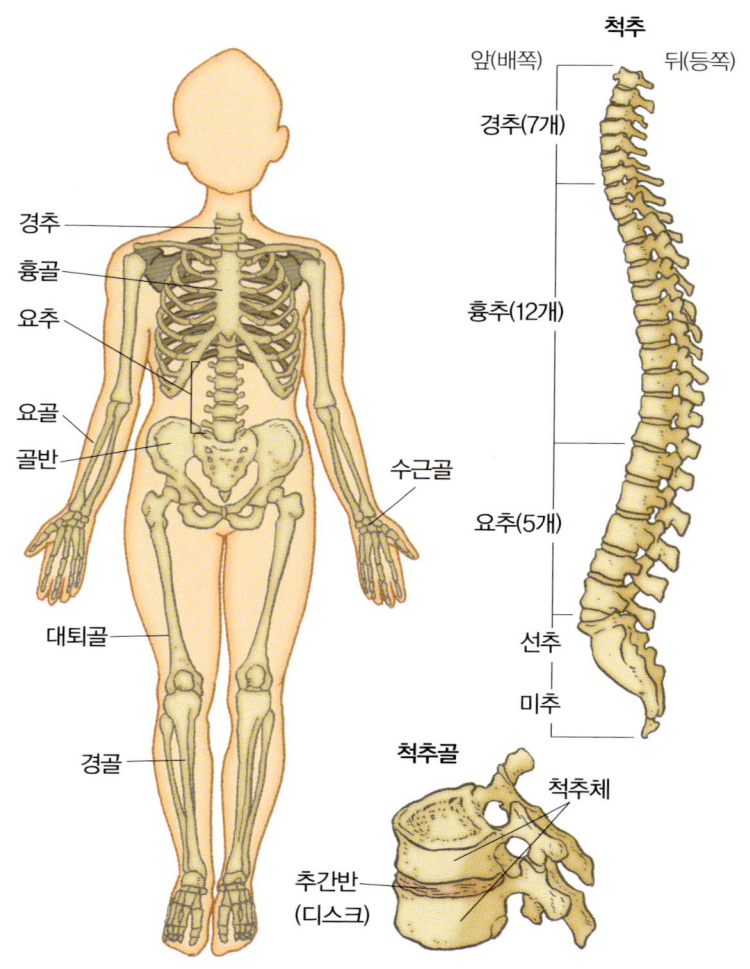

【뼈의 위치】

은 근육이나 뼈가 다치지 않도록 막상(膜狀)으로 되어 몸을 감싸서 보호해주는 역할을 한다.

이처럼 피부나 뼈, 힘줄 등 질기고 강도가 필요한 곳에는 모두 콜라겐 섬유조직으로 되어 있다. 단단한 돌과 같은 외관을 하고 있는 뼈에도 단백질인 콜라겐이 그 체적의 1/3, 그 무게의 1/4이나 포함되어 있다.

이 콜라겐은 젊은 사람의 뼈, 특히 성장기 어린이의 뼈에는 매우 많기 때문에 골절이 쉽게 일어나지 않고 어떤 큰 충격을 받아도 뼈가 뚝 부러지지 않고 어린 나무가 휘듯이 뼈가 부러진다.

뼈는 역할에 따라 구성 성분이 다르다

뼈는 피질골과 소주골로 이루어져 있는데 두 가지 비율은 뼈에 따라 다르다. 피질골은 '치밀골'이라고도 부르는데 이 피질골은 뼈의 바깥부분을 싸고 있는 단단한 부분으로 무기질(미네랄)의 비율이 높은 강한 뼈이며 손, 발의 뼈처럼 몸을 지탱하는 것이 가장 큰 목적(임무)이다. 긴 원통 모양의 장관골은 특히 피질골이 두껍고, 뼈 무게의 대부분을 차지하고 있다.

소주골은 '해면골'이라고도 하는데 뼈의 안쪽 부분을 채우고 있는 뼈로 미네랄 비율이 낮고 피질골에 비해 뼈다운 단단함은 없다. 소주골은 철망 같은 것이 그물코처럼 엮여 있고 그 사이사이에 혈관과 다른 결합조직이 있다. 뼈의 영양을 받아들이고 몸 전체의 뼈를 새로 만드는 정보를 받아 필요할 때 이것을 실행하는 역할을 한다.

실제로 등뼈의 추체부분은 체중을 지탱하는 역할을 하는 것도 중요하지만 그 이상으로 등을 자유롭게 구부리거나 펼 수 있는 유연성이 있는 뼈의 역할을 해야 한다. 그러므로 추간연골(추간반)이라는 고무처럼 탄력

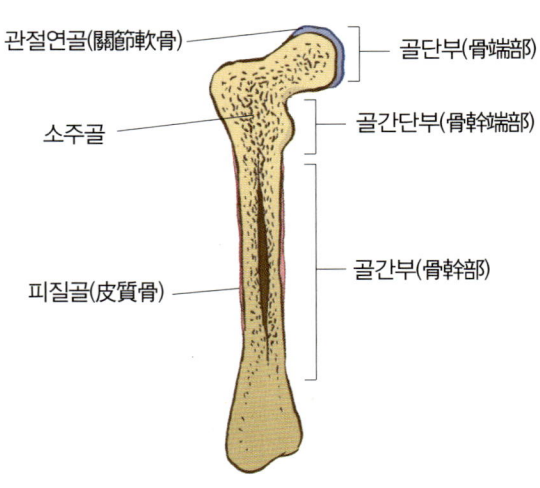

【긴 뼈의 구조】

이 있는 연골을 참치깡통같은 형체의 척추뼈가 겹쳐 있는 사이 사이에 끼워넣은 모양으로 척주(척추뼈를 쌓아 놓은 기둥)가 이루어져 있어 허리를 자유롭게 움직일 수 있다. 이 뼈는 주로 소주골로 되어있고 단단한 피질골의 비율은 적은 편이다. 이와 같이 몸안에 있는 많은 뼈도 그 역할에 따라 소주골과 피질골의 비율이 각각 다르다.

뼈와 비타민·미네랄

뼈를 구성하는 주성분은 콜라겐, 칼슘이지만 인산도 꼭 필요한 성분이고 미량이지만 마그네슘·아연·나트륨 같은 미네랄도 필수 원소이다.

인

인은 유전자를 형성하는 RNA와 DNA 핵산의 주요성분이며, 체내 인의 80~90%는 뼈와 치아에 있다.

인은 모든 음식 즉 고기, 달걀, 우유, 생선, 콩과식물과 전 곡물에 포함되어 있다. 균형된 음식과 물 섭취시 하루 요구량인 800mg을 쉽게 섭취할 수 있다.

칼슘과 인은 정상적인 혈액농도를 유지하기 위해 뼈의 내·외로 이동하므로 인의 과잉 섭취는 부갑상선 호르몬을 자극시켜 뼈의 재흡수를 증가시켜 뼈의 손실을 가져온다.

냉동식품, 콜라(1잔에 52mg의 인 함유), 소다수 등 가공식품은 가급적 적게 섭취하자. 또 칼슘과 인의 비율을 유지하기 위해서도 인의 다량 섭취는 피해야 한다.

마그네슘

마그네슘은 뼈 속에 4번째로 많은 성분으로 근육수축과 신경자극을 돕는다.

체내에 있는 마그네슘의 60%는 뼈 속에 있다. 균형 잡힌 식단 즉 채소, 해산물, 우유, 땅콩, 대두식품 섭취는 마그네슘의 적절한 흡수를 도와주는 식품이다.

마그네슘의 과도한 섭취는 칼슘과 인의 대사균형을 깨뜨려 뼈의 석회화를 방해하고, 또 반대로 마그네슘의 결핍은 혈액내 칼슘(혈청칼슘)의 양을 낮추어 성장을 저해하므로 너무 과하거나 부족하지 않게 적당히 섭취해야 한다.

마그네슘 결핍증은 드물지만 알콜중독 당뇨병 등에 관련되어 나타난다.

아연

아연(Zn)은 뼈의 석회화, 호르몬, 효소의 활성화를 돕는다. 아연은 새로운 뼈가 형성되거나 뼈의 치유에 영향을 미친다. 굴, 간, 청어와 곡류는 아연이 함유된 식품이고 하루 요구량은 15mg이다. 아연의 결핍증은 미각손상, 성장장애를 초래한다.

11월부터 다음해 4월까지 생굴섭취의 적기이다. 아연 성분이 풍부한 영양 덩어리인 생굴은 비타민C와 함께 먹어야 효과를 배가 할 수 있다. 굴과 어울리는 식품으로는 레몬, 귤, 브로콜리 등이 있다.

성장이 끝난 완성된 뼈라도 골대사 과정을 거쳐 새로운 뼈로 대체된다

다른 조직과 같이 뼈도 시간이 지남에 따라 피로가 누적된다. 이렇게 피로가 누적되면 4km정도의 거리를 달리는 것만으로도 뼈에 미세한 손상이 일어날 수 있다고 한다. 피로가 지나치게 쌓이면 피로골절을 일으키게 된다. 이러한 피로를 제거하는 기전이 있다. 즉 뼈에서 피로가 누적된 부분을 흡수하여 제거하고 이곳에 새로운 뼈를 대체함으로서 뼈를 튼튼하게 유지하는 기전이 바로 뼈의 재형성이다.

어른이 되면 뼈의 크기는 거의 바뀌지 않지만 그래도 뼈의 내부에서는 항상 낡은 부분(골조직)은 새롭게 바꾸는 개조가 이루어진다. 한개의 낡은 뼈를 흡수하고 다시 새로운 뼈로 만들기까지는 적어도 3개월에서 6개월 걸린다. 즉 파골세포는 노후된 뼈를 흡수하고 뼈의 골아세포가 새로운 골조직을 계속 만들어내면서 새로운 뼈로 대체해 가는 것이다.

뼈는 힘을 받을 때(체중부하) 강해진다

뼈는 원래 외부에서 가해지는 압력으로부터 몸을 지키며 또 신체구조를 유지하여 자유롭게 걸어다닐 수 있도록 하는 역할을 한다. 즉 뼈는 압력이 가해졌을 때 뼈로서의 기능을 더할 수 있다.

뼈는 그 기능을 잘 활용하고 쓰면 쓸수록 강하고 튼튼하게 된다. 그러나 필요가 없어지면 점점 약해진다. 항상 운동을 해서 뼈의 여러 각도에서 힘을 가해 플러스와 마이너스 전류를 균형있게 흐르게 하면 뼈세포의 활동도 활발하게 되고 뼈 자체도 튼튼해진다. 반대로 운동을 하지 않고 뼈에 힘을 가하지 않으면 전류의 흐름이 적기 때문에 뼈세포의 활동이 약해지고 뼈는 점점 약해진다.

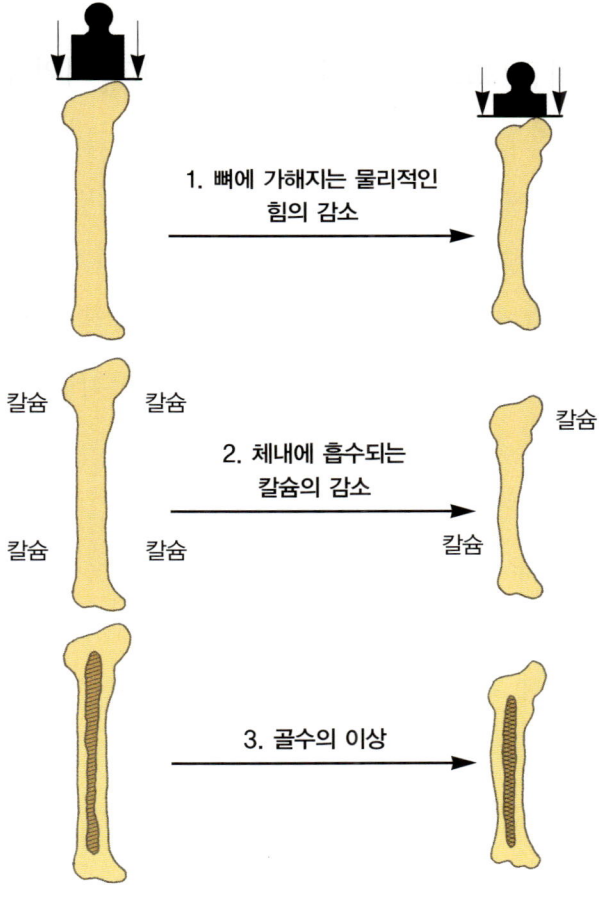

【골다공증의 세 가지 원인】

파골세포와 골아세포가 뼈의 신진대사를 촉진한다

뼈의 세포에는 새로운 뼈를 계속 만드는 골아세포와 뼈를 파괴(흡수)하는 파골세포가 있다. 뼈를 만드는 것을 '형성'이라 하고 파괴하는 것을 '흡수'라고 한다. 건강한 사람의 뼈는 이 두 가지 작용이 균형있게 이루어진다. 어느 양만큼 뼈가 파괴되면 이것과 같은 양만큼 뼈가 그 파괴된 자리에 만들어지고, 골밀도는 그다지 변화하지 않도록 조절된다.

많은 핵을 가진 큰 파골세포가 뼈에 붙어 우선 뼈의 안쪽 부분 즉 골수부터 파괴하는 일을 시작한다. 위산처럼 강력한 산을 만들어 뼈의 미네랄을 용해시키고, 이어서 소화효소 같은 단백질 분해효소를 만들어 남은 유기물도 모두 녹여버린다.

이렇게 파골세포가 어느 정도 뼈를 파괴하면 이번에는 파괴된 뼈에서 전환성장인자(TGF-β)와 그밖의 다른 성장인자가 나와서 파골세포의 작용을 억제한다. 이 TGF-β는 파골세포의 작용을 억제하면서 한편 뼈를 만드는 골아세포의 활동을 도와 새롭게 뼈를 만드는 계기를 만든다.

골아세포는 파골세포와 달리 뼈를 새롭게 만들며 콜라겐(교원질) 등 뼈의 토대를 만든 다음 미네랄을 첨가해 뼈를 완성시키는 역할을 한다. 낡은 뼈가 파골세포에 의해서 파괴되면 골아세포가 파괴된 뼈와 같은 양의 새로운 뼈를 만든다는 상호 제휴작업에 의해 뼈의 신진대사가 순조롭게 진행된다. 따라서 골량은 줄어들거나 늘어나는 일 없이 항상 일정한 정도로 유지된다. 골다공증은 바로 이 골아세포와 파골세포의 균형이 깨져서 일어나는 것이다.

　여러 호르몬을 예로 들어 뼈의 신진대사를 설명해보자.

　부갑상선 호르몬은 혈액중의 칼슘수치가 떨어졌을 때나 칼슘섭취가 부족할 때 분비된다. 부갑상선 호르몬 분비로 뼈에서 칼슘을 빼내서 혈액중의 칼슘량을 일정하게 유지하는 작용을 하는데 이 호르몬은 분명 파골세포를 자극해서 뼈를 파괴하는 쪽으로 작용한다. 반대로 칼시토닌이라는 호르몬은 혈액에 칼슘이 많을 때 갑상선에서 나와 칼슘량을 원래대로 되돌리는 작용을 한다. 즉, 파골세포를 억제해서 뼈에서 혈액으로 흐르는 칼슘량을 적게 한다.

　또 골아세포의 작용을 왕성하게 하는 것은 여성호르

몬인 에스트로겐이고 남성호르몬과 성장호르몬, 인슐린도 어느 정도 같은 작용을 한다. 반대로 골아세포의 작용을 억제하고 뼈의 형성속도를 늦추는 것은 부신피질 호르몬이다. 이런 여러 가지 호르몬의 작용으로 뼈의 신진대사가 정상적으로 유지되는 것이다.

젊었을 때의 건강상태가 폐경기 이후에도 영향을 미친다

일반적으로 골격의 성장은 35세까지 이루어진다. 골량(골밀도로 측정) 형성의 90%는 20대 사춘기 때 이루어진다. 뼈가 자랄 만큼 다 자란 최고 골밀도를 이루는 시기는 30~35세 전후이며, 40세 정도부터 폐경기 전까지 골밀도 손실이 서서히 일어나다가 50세 전후 폐경이 되면 매우 빠른 속도로 골량(골밀도)의 손실이 일어난다. 그러므로 골량의 손실이 시작되는 시기에 누가 얼마만큼의 골량를 갖고 있는가가 매우 중요한데 젊은 시절부터 건강상태가 좋았던 사람은 높은 골량에서 폐경기를 맞이하므로 상대적으로 골손실이 적다.

50세 전후에 초래되는 자연 폐경에서는 폐경후 3~5

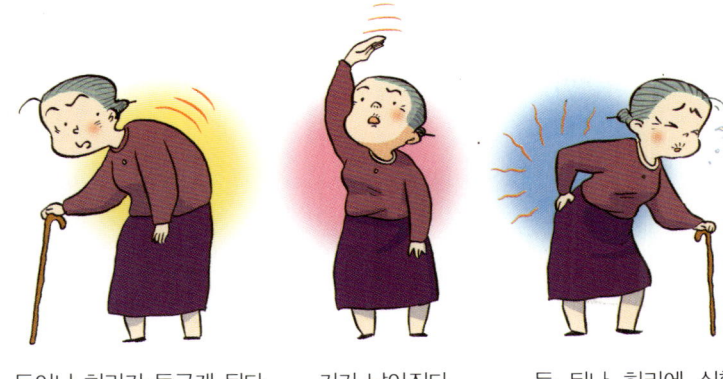

| 등이나 허리가 둥글게 된다. | 키가 낮아진다. | 등 뒤나 허리에 심한 통증이 생긴다. |

【노인들의 뼈가 약해졌을 경우】

년이 가장 골량의 손실이 빠르고 약 5년 후부터 골량 손실 속도가 완만해진다. 그러므로 골량의 손실이 빠른 시기 이전에 치료를 받는 것이 좋다.

 치료시기를 놓치면 일단 손실된 골량을 원상회복하기가 어려워진다. 이 시기를 폐경 후 3년으로 보고 있다. 즉 폐경 후 3년 이내에 치료해야만 정상에 가깝게 유지가 가능하고 젊었을 때 못지않게 활기찬 삶을 누릴 수 있다.

조기폐경이란 무엇이며 정상적인 폐경기와 차이점은 무엇인가?

50세 전후에 폐경기가 오는 것이 요즈음의 추세인데 조기폐경은 이보다 빠른 시기에 폐경기가 오는 것으로 자연 폐경기에서는 폐경 후 3~5년이 골밀도 손실이 가장 빠른 시기인 반면 조기폐경은 이보다 훨씬 빠른 시기에 골량의 손실이 빠르게 일어나는 것이 특징이다.

젊었을 때 심한 흡연, 음주, 커피와 같은 기호식품이나 이뇨제 및 갑상선 치료제 등 약품 등도 골량 손실에 영향을 준다.

또 젊은 여성의 경우 심한 다이어트에 의한 체중 감소와 무월경 및 심한 운동(예 : 마라톤)도 골밀도 손실을 초래한다. 젊었을 때부터 자기 몸에 맞는 적당한 운동을 꾸준히 하면서 뼈의 주요성분인 칼슘성분이 많이 함유된 식품을 섭취하면 폐경 후에도 활기찬 생활을 할 수 있다.

골절위험을 예방하기 위해서는 체중을 지탱할 근력운동이 중요하다

뼈의 골량은 체중을 지탱하고 뼈에 붙어있는 활동근육이 활발한 활동자극을 받지 않으면 즉각 줄어들기 시작한다. 한편 감당해야 할 체중이 높거나 근육을 당기는 힘이 강해지면 뼈는 그 골량을 늘리기 시작한다.

기준치 이하이면 뼈가 퇴화하고 그 이상이면 뼈가 성장하는 결정적인 지점을 임계치(set point)라고 한다. 그러므로 뼈의 적절한 골량을 유지하고 골절위험을 예방하기 위해서는 체중을 부하하는 근력운동이 매우 중요하다.

여성의 최대 골량은 남성에 비하여 20~30%가 적다

최대 골량일 때 남성의 몸에는 약 1000g의 칼슘이 비축되어 있는데 여성에게는 20~30%가 적은 700~800g 정도의 칼슘이 비축되어 있다. 이것은 여성이 남성에 비해 골격이 작고 가늘기 때문이다.

여성의 최대 골량이 남성에 비해 20~30% 부족한 수치는 여성의 생애 후반기까지 영향을 주어 많은 여성이 골다공증으로 고통받게 만드는 원인 중의 하나이다.

70, 80세 이후에도 뼈는 강화될 수 있는가?

골다공증을 예방하는 제 3의 기회는 약 70세 이후의 고령기로서 등이 둥글게 굽거나 키가 작아지고 허리 등에 통증이 생기는 골다공증의 3대 증상이 나타나는 시기이다.

모든 질병에서 중증인 상태를 호전시키기보다 가벼운 초기단계에서 예방하거나 개선하는 것이 더 효과적이다.

골다공증에서도 허리가 구부러지기 전에 평소의 습관에서 지켜야 할 세 가지 원칙 즉 적당한 식사·운동·일광욕은 고령에서도 효과적이다.

70세 이상의 고령자도 보행이나 게이트볼, 또는 골프와 같은 운동을 계속하면 뼈의 칼슘량이 증가된다는 연구결과가 있으며, 고령에서도 칼슘제를 복용하면 치료효과가 있다는 발표가 있다.

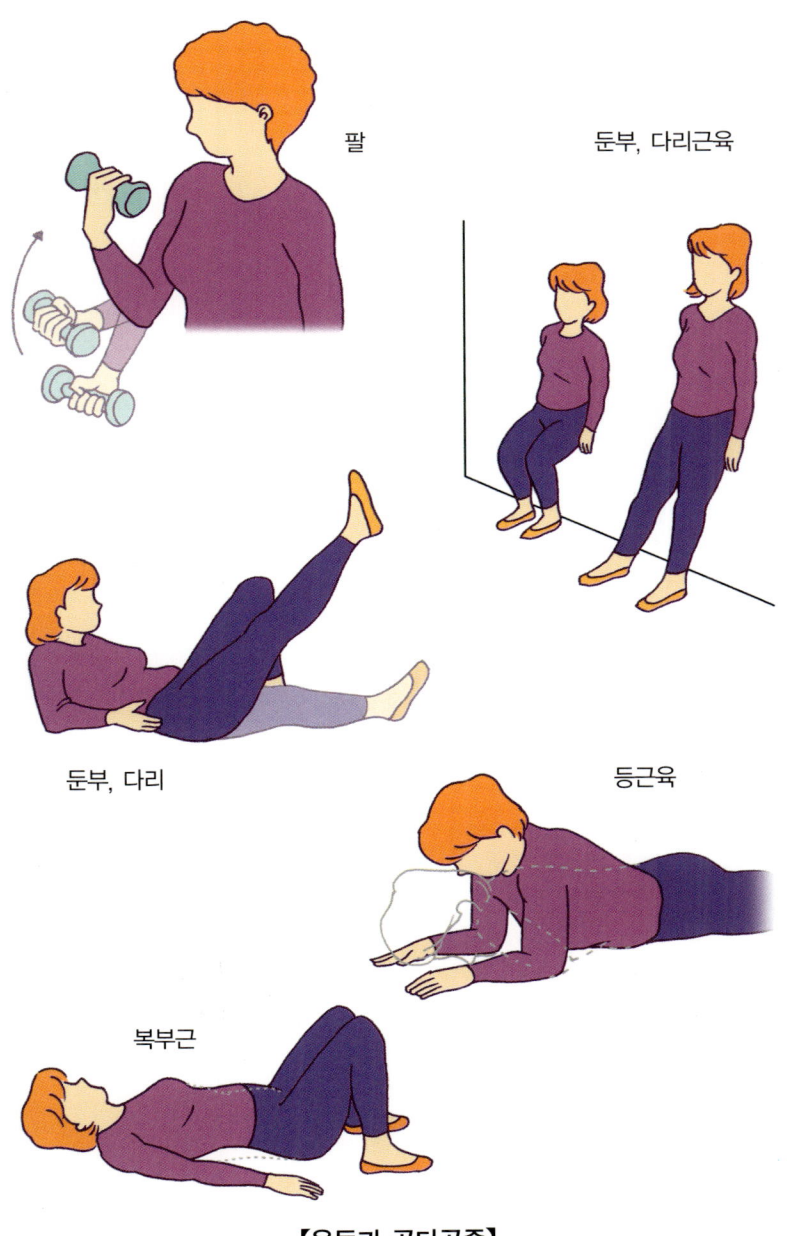

【운동과 골다공증】

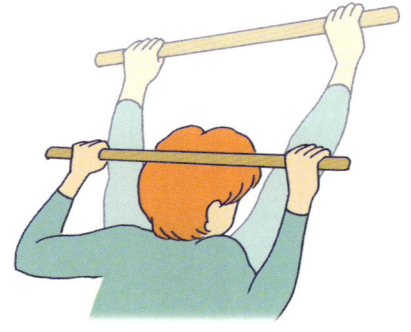

어깨, 등, 가슴

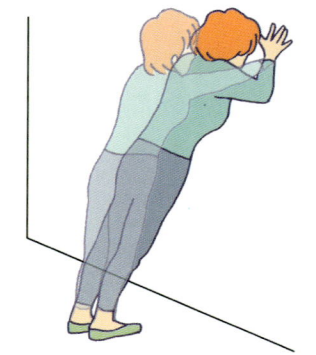

장딴지, 아킬레스건

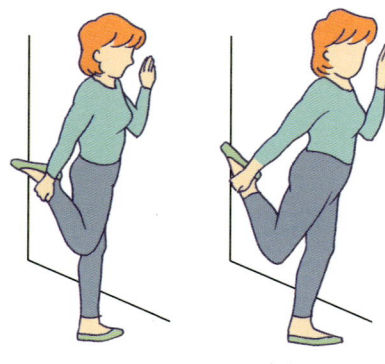

대퇴, 무릎

【운동과 골다공증】

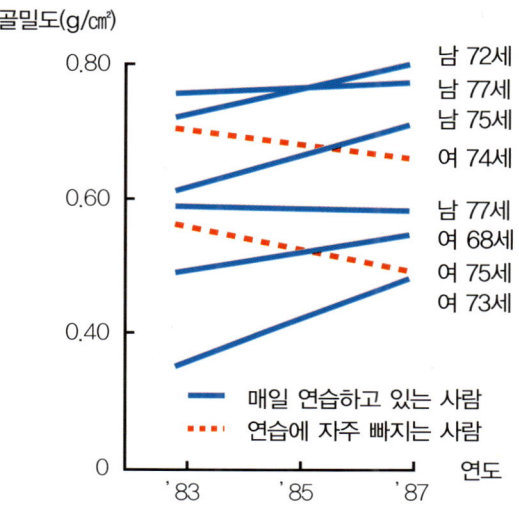

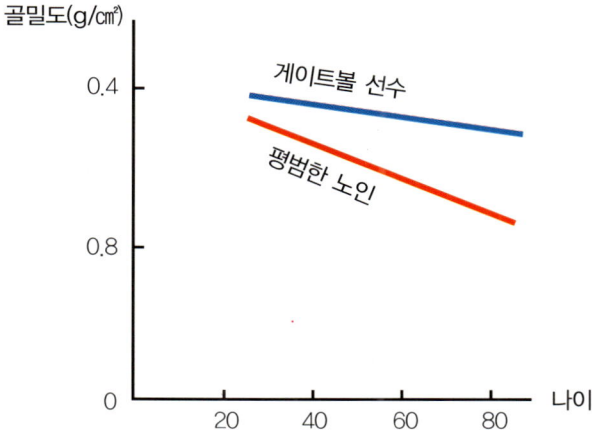

【게이트볼을 좋아하는 노인들의 4년간 골밀도 변화】

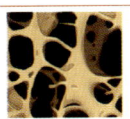

[05] 칼슘의 기능과 골다공증

인체에 있는 칼슘의 99%는 뼈 속에 있다

우리 몸속 칼슘의 99%는 뼈 속에 있다. 즉 뼈는 칼슘의 큰 저장고이다. 칼슘 때문에 뼈는 단단해지고 강해져서 무거운 몸을 지탱할 수 있다. 그러므로 우리 몸에서 칼슘 감소는 골밀도 감소로 이어지고 골밀도 감소는 골다공증과 연관이 있다.

성인의 몸속에는 보통 칼슘이 1kg 정도 있다. 우리가 식사를 통해 섭취한 칼슘이 몸에 흡수되는 비율은 1/3 정도이다. 흡수된 칼슘 중에는 신장에서 바로 소변으로 배출되는 것도 있지만 대부분 뼈에 남는다.

뼈 속에 처음 800~1000g의 칼슘이 있었지만 35세에서 75세까지 40년 정도 사는 동안 그 반 이상을 잃게 된다. 하루하루 나가버리는 칼슘량을 긴 세월 동안 50% 이상이나 잃어버린다면 경중의 차이는 있겠지만 거의 틀림없이 골다공증을 일으킬 위험이 있다고 볼 수 있다. 이와 같이 칼슘은 뼈의 주요성분이고 골다공증과는 끊을래야 끊을 수 없는 관계이다.

혈액에는 항상 일정 양의 칼슘이 필요하다

인간의 혈액에는 1dl(1ℓ의 1/10)당 약 9.5mg의 칼슘이 용해되어 있는데 칼슘의 대부분은 혈청 속에 있어 혈청 칼슘이라고 부른다. 이 혈청 칼슘의 농도는 아주 정밀하게 일정한 수치를 유지하고 있으며 만약 이 농도보다 지나치게 높거나 낮게 되면 심장이 멈추거나 의식이 없어지는 등 생명에 위험을 초래한다.

이와 같이 혈청 칼슘의 적정농도가 특히 중요함으로 혈중 칼슘의 농도가 넘치거나 모자라지 않게 체크하고 정상농도로 맞추어 조절하는 작용을 '칼슘농도 항상성 유지기구'라고 한다.

세포 안과 밖의 칼슘 농도 차이는 1만배

인체의 칼슘 농도는 뼈와 혈액, 혈액과 세포 사이에서 각각 1만배라고 하는 큰 농도 차이를 보이며 세포 속에는 칼슘이 거의 없다고 해도 될 만큼 적다. 뼈의 칼슘의 1만분의 1이 혈액 속에 있고 그 혈액 속에 있는 칼슘의 1만분의 1이 세포 속에 있는 셈이다. 이 칼슘의 농도 차이는 건강한 사람의 경우 항상 일정하게 유지되고 있다.

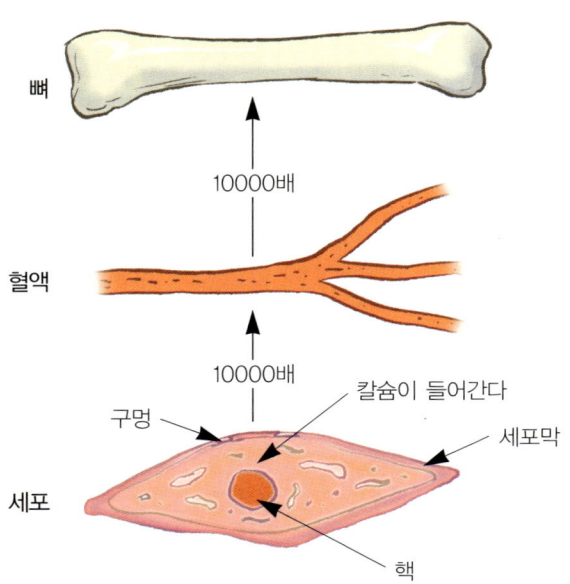

【뼈 · 혈액 · 세포내의 칼슘 농도의 비교】

세포막에는 세포 안의 저칼슘 상태를 유지하기 위해 엄격하게 침입자를 체크하는 칼슘 채널이라고 부르는 것이 있다. 또 밖에서 유입되는 칼슘을 제한하는 것 외에 안에 들어온 불필요한 칼슘을 밖으로 내보내는 역할도 한다. 세포에 들어온 여분의 칼슘을 퍼내는 펌프를 칼슘펌프라고 한다.

따라서 만약에 조금이라도 칼슘농도가 낮아지면 목에 있는 조절기 수용체에서 즉시 신호를 전달하여 호르몬

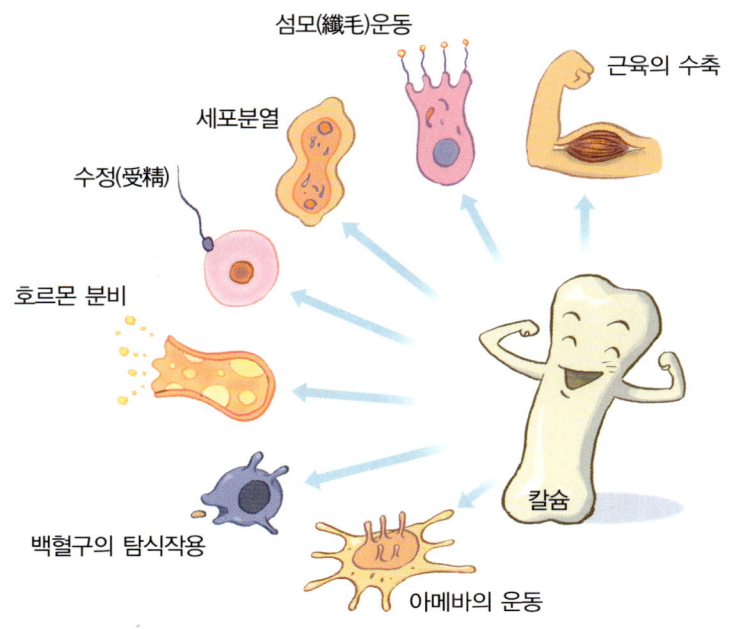

【체내에서 여러가지 세포에 작용되는 칼슘】

을 분비하게 하며 우리 몸의 뼈에서 칼슘을 녹여서 혈중 칼슘 농도를 적정농도로 만들어 생명활동에 지장이 없도록 한다. 이와 같이 혈중 칼슘은 매우 중요하여 골격은 칼슘을 비축하는 보관창고 역할을 한다.

과잉 섭취한 칼슘을 처리하는 세 가지 조절기구

우리가 섭취하는 음식물에서 칼슘 성분이 부족한 경우는 윗 항에서 기술한 대로 칼슘 농도 항상성 유지기구의 작용으로 적정농도를 유지하는데 과잉 섭취한 경우에는 다음 세 가지 조절기구가 활동하게 된다.

① 장관에서 칼슘흡수율을 저하시켜 일정량 이상 칼슘이 흡수되는 것을 억제한다.
② 소변으로 칼슘을 배설하여 체내 칼슘 양을 감소시킨다.
③ 혈중 칼슘을 뼈와 결합시켜 혈중농도를 조절한다.

음식물에 들어있는 칼슘은 평균 30% 가까이 체내에 흡수되는데 많은 양의 칼슘이 섭취되었을 경우에는 앞에서 기술한 대로 흡수율이 점점 적어져서 평균치보다 낮게 20%정도 흡수되고 평소 소량의 칼슘만 섭취하는 경우에는 평균치의 흡수율을 상회하는 40~50% 정도까지 흡수된다고 하나, 식사 때마다 항상 칼슘 성분이 결핍되지 않도록 충분히 섭취해야 한다.

골격의 모순된 두 가지 역할

원래 단단한 골격의 역할은 신체의 중요한 뇌나 심장을 감싸서 보호하고 다리나 등, 허리에서 기둥처럼 몸을 지탱하는 것이다. 이것이 골격의 첫번째 역할이다. 그러므로 골격은 가급적 칼슘 성분을 충분히 섭취하여 단단하게 유지하는 것이 우선이다.

골격의 두번째 역할은 앞에서 기술한 바와 같이 혈중 칼슘 농도를 유지하기 위한 칼슘을 비축하는 보관창고이다.

사람들 중에는 여러가지 소화기관의 병으로 인해 칼슘 흡수가 잘 되지 않아 만성 칼슘 섭취부족인 사람도 있다. 노인성 골다공증 환자에서와 같이 장내 칼슘흡수가 미흡하여 저 칼슘증이 오면 부갑상선 호르몬의 작용으로 뼈에서 칼슘이 녹아 나와 혈중 칼슘농도를 유지하며 이에 따라 서서히 골다공증이 진행된다. 이와 같이 뼈는 생명유지에 필수인 혈중 칼슘농도를 유지하기 위해 자신을 희생하기도 한다.

하루에 필요한 칼슘 양

매일 땀·피부·소변 등으로 빠져나가는 칼슘량은 250~300mg이며 이를 고려하면 최소 칼슘 요구량은 약 500~600mg이다. 한국인의 하루 평균 칼슘 섭취량은 600mg 이하이다. 골다공증을 예방하기 위하여 필요한 일일 칼슘 섭취량은 성장기에는 1,200~1,500mg이고 폐경 전 여성은 1,000mg, 폐경 후 여성과 고령자는 1,500mg 정도를 권장한다.

이상적인 하루 칼슘 섭취량은 800~1,000mg 정도이므로 가능하면 현재 섭취하고 있는 식품에 더하여 우유 한 팩, 치즈 2쪽(slice) 정도는 더 섭취하여 칼슘섭취 부족으로 야기될 수 있는 여러 성인병을 예방할 수 있는 식습관을 들이는 것이 좋다.

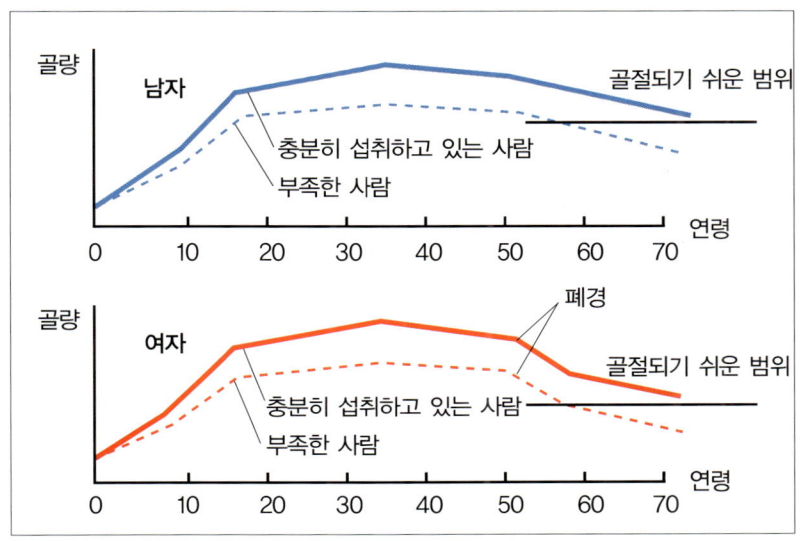

【칼슘 섭취량과 골량의 변화】

흡수율이 탁월한 활성 아미노산칼슘

　해조류에는 칼슘과 함께 단백질의 일종인 펩타이드(아미노산이 10개정도 결합된 것)가 결합되어 있는데 이 펩타이드가 칼슘 흡수를 좋게 한다고 알려지고 있다. 이 해조 활성 아미노산칼슘의 흡수율은 우리가 많이 이용하는 의료용 칼슘정제보다 3배 정도 흡수율이 좋다. 이것은 칼슘에 결합한 아미노산이 흡수율을 높이는 역할을 하기 때문이다.

　특히 활성 아미노산칼슘은 뼈의 흡수를 억제하는 호

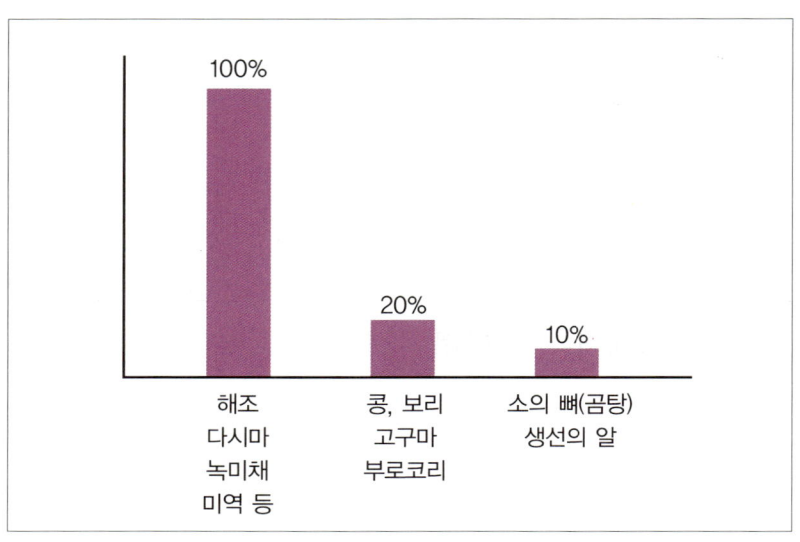

【식품에 함유되어 있는 활성아미노산 함유비】

르몬인 칼시토닌의 분비를 촉진한다는 사실도 알려졌다. 이 활성 아미노산칼슘은 다시마, 녹미채(톳), 김 등 해조류에 가장 많이 함유되어 있다. 일상생활에서 많이 섭취하는 대두, 고구마, 보리 등 곡류에도 활성 아미노산칼슘이 해조류의 1/5 정도 함유되어 있다.

외식은 대체로 칼슘 섭취량이 부족하다

반찬가게에서 팔고 있는 음식은 기름에 튀기거나 조

미료를 많이 사용하는 공통점이 있어 오랫동안 이용하기에는 적절치 못한 점이 있다.

또 식당이나 분식점에서 식사를 하더라도 녹황색 야채나 해산물 콩류 등을 충분히 섭취하기가 어렵다.

오랜 기간 매식을 하는 직장인들이 충분한 칼슘을 섭취하기 위해서는 특별히 청국장이나 생선류를 전문으로 하는 곳을 찾아가야 하지만 이를 번거롭게 여기므로 자연히 칼슘섭취가 부족하게 될 수밖에 없다.

스트레스가 쌓이면 우리 몸에서 칼슘성분을 배출시키므로 스트레스는 가급적 빨리 해소해야 한다.

뼈에 힘을 가한다고 하는 점에서는 일과 운동은 거의 구별되지 않는다. 일을 하기 위해 걷거나 물건을 드는 것도 운동이 되므로 뼈에게는 모두 좋은 자극이다. 그러나 일은 즐거운 것만은 아니다. 오히려 마음이 내키지 않는데도 하지 않으면 안 되고 오래 같은 일을 계속하다보면 긴장되기도 하고 스트레스가 쌓이는 경우도 생길 수 있다.

정신상태가 육체에 미치는 영향은 느낌일 뿐이고 사실상 육체에 변화가 오는 것이 아니라고 생각하는 사람이 있을지 모르지만 뇌신경의 맨 끝에서 호르몬이 분비되고 있다는 것은 알려진 사실이다. 또한 그 곳에서 인간을 황홀하게 하는 마약과 같은 작용의 호르몬(엔돌핀)이 분비되고 있다는 사실도 이미 잘 알려져 있다. 이와 같은 정신상태가 호르몬 분비 등을 통해 육체에 영향을 준다는 것은 사실이며 결코 느낌만은 아닌 것이다. 특히 여성의 경우, 여성호르몬의 분비량은 정신상태에 따라 증감하는데 고민이나 스트레스 등으로 분비량이 감소될 가능성이 많다.

우리 몸은 스트레스를 받으면 대뇌에서 하수체를 경유해서 부신으로 순식간에 신호가 보내진다. 스트레스에 대항하는 신호가 보내져 스트레스에 대항하는 호르몬인 부신피질호르몬이 분비된다. 이 부신피질호르몬이 분비되면 칼슘 흡수가 나빠지며 소변으로 칼슘이 배출되어 뼈는 그만큼 약해진다.

이러한 스트레스는 가급적 고민은 빨리 털어버리고 맡은 일은 어차피 해야 될 일이니 즐겁게 하는 마음가짐이 좋다. 그렇게 함으로써 스트레스가 뼈에 주는 악영향을 줄여야 한다.

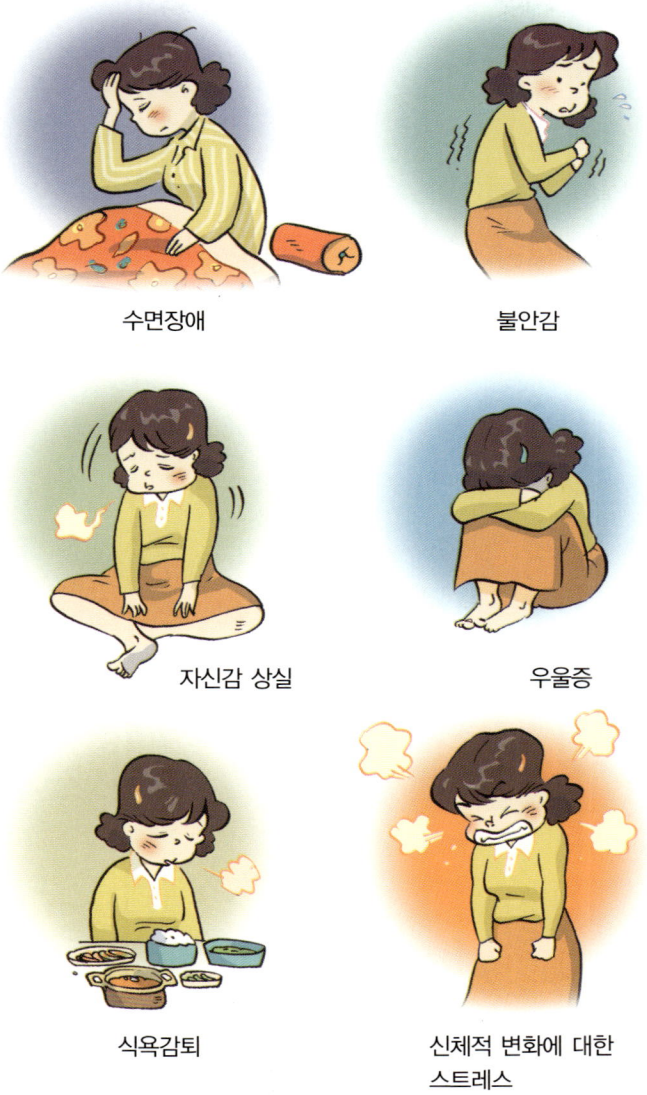

칼슘 부족과 부갑상선 호르몬의 역할

우리가 음식물에서 섭취하는 칼슘이 부족할 경우 우리 몸의 혈청 칼슘 수치가 떨어지게 되는데 혈액 중에 칼슘 농도가 조금이라도 떨어지면 부갑상선이 이것을 재빨리 인지하고 부갑상선 호르몬을 분비한다.

부갑상선 호르몬은 뼈에 작용해서 칼슘을 뼈에서 빼내고 혈청 칼슘 농도를 원래대로 되돌리는 작용을 한다. 부갑상선 호르몬이 뼈에 작용하면 우선 골아세포에서 파골세포로 정보가 전해지고 파골세포가 뼈를 파괴해서 혈액으로 칼슘을 보낸다. 결국 칼슘섭취 부족이 부갑상선을 작용하게 하고 부갑상선 호르몬이 기존의 뼈를 깎아내는 기능을 하게 되므로 칼슘이 부족하지 않도록 충분히 섭취해야겠다.

칼슘 섭취가 부족한 상태가 길어지면 오히려 칼슘이 동맥에 쌓이는 동맥경화가 일어난다

우리 몸에서 동맥에 칼슘이 쌓이면 마치 뼈처럼 딱딱

하게 된다. 동맥경화라고 하면 콜레스테롤이 가장 큰 원인으로 생각하기 쉽지만 동맥은 콜레스테롤이 쌓이는 것만으로 좀처럼 딱딱해지지 않는다. 많은 양의 칼슘과 콜레스테롤의 혼합물이 혈관 벽에 달라붙은 것이 원인이다. 콜레스테롤에 돌처럼 단단해지는 성분인 칼슘이 붙어서 동맥이 딱딱해지는 것이다.

혈관 내벽을 이루고 있는 것은 엘라스틴이라는 고무처럼 탄력이 있는 섬유이다. 칼슘이 쌓이면 엘라스틴은 고무가 낡은 것처럼 딱딱해지고 신축성이 나빠진다. 곧 콜레스테롤을 물리칠 힘이 없어지고 점점 콜레스테롤이 쌓여간다.

많은 양의 칼슘이 쌓여서 X선 사진으로도 알 수 있을 정도로 딱딱해진 혈관은 동맥경화증에 걸린 혈관이라고도 말할 수 있다.

골다공증 환자 중에는 동맥경화증에도 걸린 사람이 적지 않다. 뼈에는 칼슘이 부족해서 골다공증이 일어나고 혈관에는 필요없는 칼슘이 달라붙어 동맥경화증을 일으키는 모순된 현상이 동시에 일어나는 것이다. 골다공증인 사람은 동맥경화에, 동맥경화인 사람은 골다공증에 주의를 기울이고 두 병의 원인인 칼슘 섭취에 각별히 세심한 배려를 해야 한다.

칼슘은 식사를 통해 섭취하는 것이 이상적이다

우리들의 식사 형태도 이전의 밥에 된장국, 김치, 김구이나 생선이라는 고정된 식사습관에서 유럽식이니 미국식이니 해서 젊은 사람과 중년 이후의 사람과는 취향이 상당히 많이 달라지고 있다.

한국식 식사에서도 아침에는 된장찌개에 다시마를 넣는다든가 김치찌개에 달걀이나 두부를 넣으면 칼슘 섭취에도 효과적이고, 다시마나 미역의 초장무침을 곁들이면 훌륭한 아침식사가 될 것이다.

하루 세끼 중 우유는 2팩 정도, 치즈 두 쪽 정도, 등푸른 생선 한 토막, 채소와 과실은 가지와 브로콜리, 토마토, 귤과 같이 색이 진한 걸로 바꿔가며 섭취하는 것이 좋다.

이상의 식품에서 칼슘이 많이 함유된 식품은 우유·치즈와 같은 유제품, 다시마·톳·미역 같은 해조류, 두부·양배추·당근·파·고구마 등이고 그 중에서 흡수율이 제일 좋은 것은 유제품과 해조류 등이다.

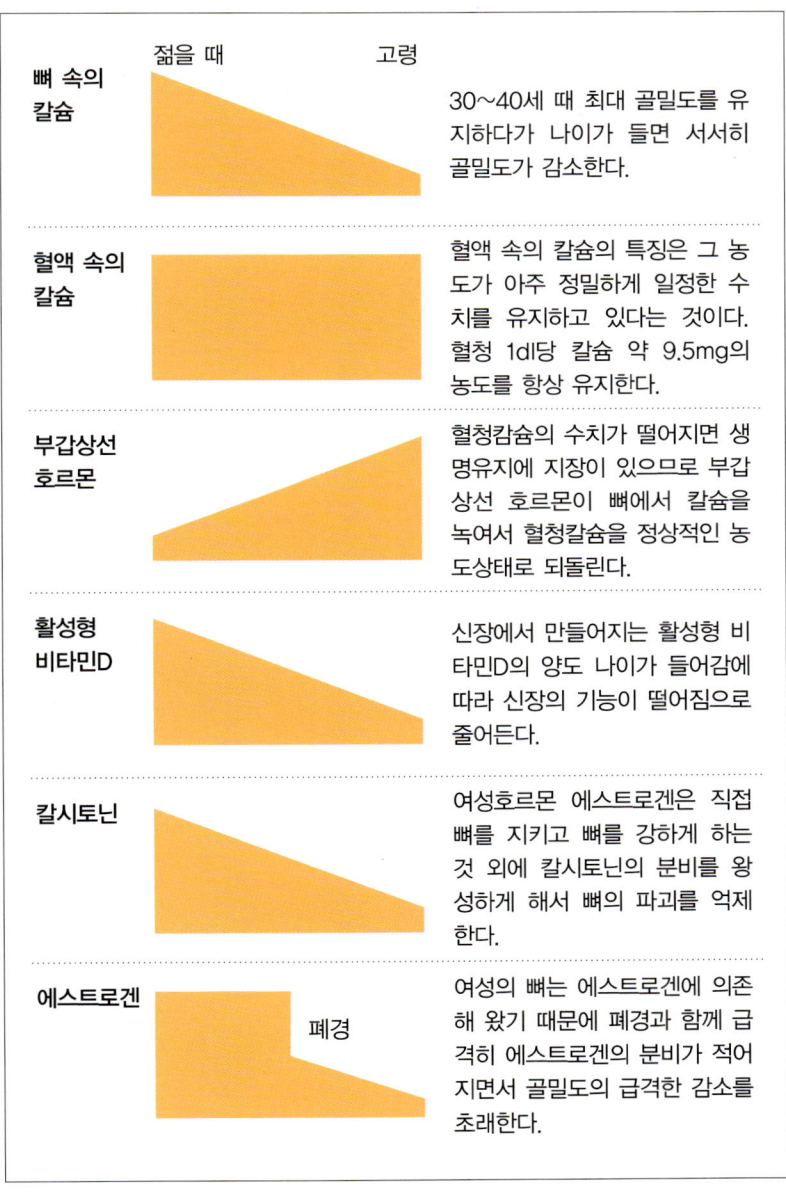

【체내 칼슘량의 변화와 호르몬 분비량의 변화】

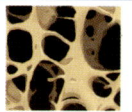

비타민D와 골다공증

노화와 비타민D

비타민D가 신장에서 활성화되면 활성형 비타민D라는 대단히 강력한 비타민D 작용을 가진 호르몬이 된다.

① 활성 비타민D는 장관에서 칼슘 흡수를 촉진하는 역할을 한다.
② 활성 비타민D는 부갑상선 호르몬과 협력해서 뼈에서 칼슘을 빼내어 혈청 칼슘이 부족함이 없도록 혈청 칼슘농도를 조절하는 역할을 한다.

음식물 중에서 칼슘을 장에서 흡수하는 일은 체내의 칼슘을 충분히 유지하고 뼈의 칼슘과 혈청 칼슘이 부족하지 않도록 하는 기본적인 작용이다. 또 활성 비타민D는 골격 속에서 만들어지는 혈액세포와 면역세포의 기능을 조절하고 면역이 잘 되도록 하여 세균이나 바이러스, 그밖의 이물질로부터 몸을 보호하는 역할을 한다.

  비타민D는 음식으로 섭취하거나 햇볕을 받으면 피부에서 생성된다. 햇볕의 자외선은 콜레스테롤과 에르고스테롤 같은 비타민D의 전구체를 비타민D로 바꾸는 작용을 한다. 연구결과에 의하면 남, 녀 모두 나이가 들면서 핏속의 비타민D의 농도가 반 정도로 감소한다고 한다. 핏속의 비타민D의 농도는 우리 몸 안에 비타민D가 얼마나 저장되어 있는가를 반영한다.

  혈청 내 활성 비타민D의 농도가 낮으면 칼슘 흡수 능력이 낮아지며, 높으면 칼슘 흡수가 증가된다. 이러한 사실로 보아 노년기에는 칼슘 흡수 능력이 젊은이에 비해 떨어지는 것은 핏속의 활성형 비타민D의 부족 때문으로 볼 수 있다.

  햇볕을 쪼일 기회가 상대적으로 적은 겨울철에는 비타민D를 음식으로 충분히 섭취해야 하므로 버섯 중에 비타민D가 풍부한 목이버섯을 양파, 피망, 당근과 함께 올리브유에 볶아서 섭취하는 것이 식물성 섬유도 풍부하고 동맥경화나 대장암 예방에도 좋다. 특히 나이 든 분들은 비타민D를 자주 섭취하여 비타민D의 결핍상태가 발생하지 않도록 해야 한다.

　나이가 들어감에 따라 신장의 기능이 떨어지고 신장에서 만들어지는 활성형 비타민D의 양도 점점 줄어든다. 노인의 경우 식사량이 줄고 기름진 음식을 싫어하므로 식품에 의한 비타민D의 양이 줄고 햇볕을 쬐는 기회가 적으므로 비타민D의 생성도 줄어든다. 여성의

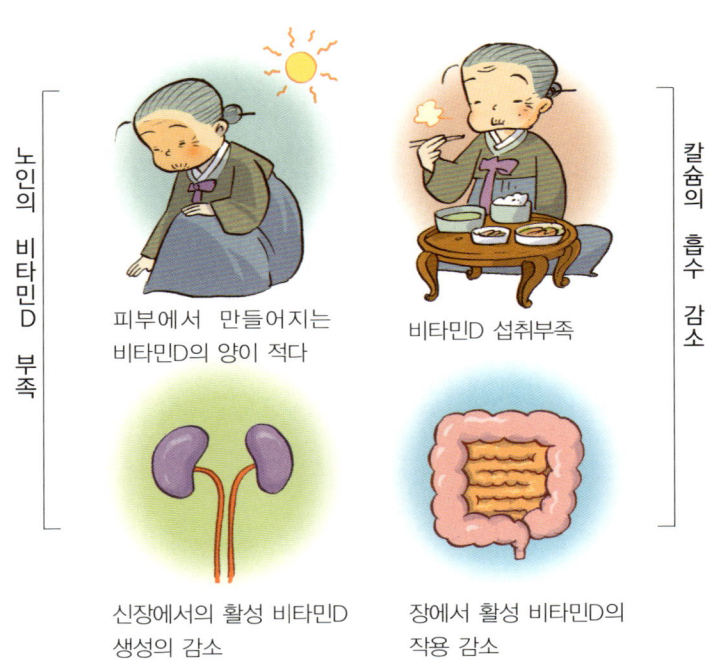

【비타민D의 작용】

경우 폐경으로 여성호르몬의 분비가 적어지는 것도 활성형 비타민D의 기능을 떨어뜨리리는 원인이 된다.

노화에 의한 활성(형) 비타민D의 감소를 활발한 활동과 꾸준한 비타민D의 섭취로 최대한 지연시킬 수 있다

노화로 인한 활성형 비타민D의 감소를 자연스러운 현상이라고 순응할 것이 아니라 활발한 근력 강화운동으로 근육과 뼈를 강화시키면서 우유, 계란 노른자, 생선과 육류의 간장 등 비타민D가 풍부한 식품을 꾸준히 섭취하여 활성형 비타민D의 감소를 지연시키는 방안을 강구해야 한다.

우리나라의 경우 봄, 여름, 가을까지는 어느 정도의 야외활동으로 대체로 충분한 자외선을 받아서 필요한 비타민D를 피부에서 합성할 수 있다. 그러나 겨울에는 햇볕도 약하고 추워서 야외활동이 상대적으로 적다. 그러므로 음식으로 섭취한 비타민D가 중요한 비타민D의 근원이 되므로 비타민D를 많이 함유한 목이버섯, 계란 노른자, 대두식품, 생선과 육류의 간과 우유, 치즈 등 유제품을 꾸준히 상식하면서 여성은 40대 정도에서부터 남성은 50세 정도부터 저강도 운동보다 중강도 이상의 근력강화 운동을 꾸준히 실행하면 골소실을 방지하여 골밀도를 유지하거나 증가시켜야 한다.

골밀도는 될 수 있는 한 높게

인간은 대체로 20세 전후가 되면 키와 다리의 길이가 결정되고 그 이상은 일반적으로 더 크지 않는다. 그렇지만 뼈의 강도는 여전히 활발하게 계속 강해진다. 사람의 뼈가 일생에서 가장 강하고 굵은 상태일 때를 최고 골량(peak bone mass)이라고 하는데 이것은 남녀 모두 30대 후반에 이루어진다.

최고 골밀도도 사람에 따라 남녀의 성별에 따라 차이가 난다. 성장시절부터 영양의 균형을 맞추어 칼슘을 충분히 섭취한 사람이나 뼈에 부하가 실린 운동을 계속 한 사람은 최고 골량도 높고 뼈의 건강도 뛰어나다.

이 최고 골량을 최대한 높게 올려놓는 것이 나이가 들어서도 오래 튼튼한 뼈를 유지하고 건강할 수 있는 비결이다. 이 정점이 높은 사람일수록 골다공증에 의한 골절위험도 적다.

중년, 노년에 충분한 칼슘 섭취로 골밀도 감소를 최대한 줄이자

정점에 오른 뼈도 나이가 들어감에 따라 조금씩 골량이 감소하는 것이 자연의 이치이다. 남녀 모두에게서 일어나는 노화현상은 어느 정도는 어쩔 수 없다. 그러나 뼈에 관해서는 여성 쪽에 불리한 점이 많다. 여성은 갱년기 이후 여성 호르몬인 에스트로겐이 급격히 감소하기 때문이다.

폐경 초기에는 급격한 골량(골밀도) 감소가 2~3년 계속되다가 그 후부터 다시 천천히 자연 감소상태로 이어진다. 그러므로 폐경과 동시에 칼슘 제재를 충분히 보급해서 갱년기 후 갑작스런 골량 감소를 최대한 억제하는 것이 여성의 뼈를 보호하는 최선책이다.

[07]

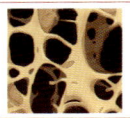 # 골다공증 예방에 좋은 식품

칼슘과 염기성 아미노산 '리진'

골다공증은 누구에게나 찾아오는 노화의 한 과정이다. 나이가 들었으니 어쩔 수 없다고 단념하는 것은 조급한 판단이다. 노력 여하에 따라 얼마든지 예방할 수 있고 개선할 수 있다. 그 중요한 포인트가 바로 식사방법과 생활방식이다.

우리가 섭취하는 식품에서 칼슘 흡수율은 음식에 따라 다른데 우유나 치즈 같은 유제품은 약 50%, 다시마·녹미채 등 해초는 약 30%, 야채류는 약 18% 정도로 알려져 있다.

또 칼슘에도 여러 가지가 있는데 이온화가 되기 쉬운 것과 이온화가 되기 어려운 것이 있다. 우유나 치즈 등 유제품에 들어있는 칼슘은 이온화되기 쉬어 흡수율이 좋다. 멸치나 작은 생선은 먹어도 위에서 이온화가 된 칼슘만 장에서 흡수됨으로 흡수율이 약 15% 정도로 흡수율이 좋은 편은 아니다. 다만 꾸준히 섭취하는 것으로 효과를 볼 수 있다.

아미노산 중에서 염기성 아미노산이라고 불리는 '리진'은 다른 아미노산과 달리 칼슘 흡수를 돕는다. 우유와 치즈 등 유제품, 콩과 두부 등 대두제품은 '리진'이 많은 식품이다. 더구나 칼슘도 풍부하므로 칼슘 흡수에 아주 적합하다.

음식물에는 여러 가지 다양한 영양소가 있다. 칼슘이 풍부한 식품을 섭취하는 것도 중요하지만 영양의 균형을 이루는 것도 중요하므로 여러 가지 음식에서 칼슘과 또 다른 미네랄도 함께 섭취하는 것이 바람직하다.

지나친 단백질 섭취는 칼슘 배출을 촉진한다. 단백질의 지나친 섭취는 애써 흡수한 칼슘을 소변과 함께 몸밖으로 배출한다. 단백질 중에서도 메치오닌과 시스틴과 같은 황을 함유하는 아미노산의 작용 때문이다. 같은 아미노산 중에도 염기성 아미노산이라고 불리는 '리진'은 반대로 칼슘 흡수를 돕는다.

1일 단백질 소요량은 체중 1kg에 19g이지만 중년이상 나이든 분들은 기준치보다 조금 적게 섭취하는 것이 좋다.

단백질 과다 섭취는 신장 기능에 악영향을 준다

오랜 기간 단백질을 기준치 이상 많이 섭취하게 되면 신장의 기능이 약해져서 뼈의 활성화에 큰 역할을 하는 활성형 비타민 D를 만드는 작용이 점차 줄어든다. 그렇게 되면 장에서의 칼슘 흡수가 나빠지고 칼슘부족으로 인하여 부갑상선 호르몬이 많이 분비된다. 그렇게 분비된 부갑상선 호르몬이 칼슘 패러독스와 같은 역현상을 일으켜 혈관이나 다른 장기에 해를 끼치게 된다.

쥐를 대상으로 한 실험에서 단백질을 지나치게 많이 섭취한 쥐는 부갑상선 호르몬의 분비가 늘어나는 것을 계기로 쥐들이 서서히 죽어 갔다. 반면 단백질을 적당히 줄인 쥐는 신장 기능이 저하되지 않고 부갑상선 호르몬이 많이 분비되지 않아 오래 생존하는 결과가 나왔다.

인산과 칼슘의 함유 비율이 1 : 1인 식품이 칼슘 섭취에 이상적이다

　음식물에도 칼슘 흡수율를 생각할 때 중요한 것이 식품 중에 함유되어 있는 인산과 칼슘의 비율이다. 인산이 2배 이상 많은 식품은 남은 인산이 장 속에서 칼슘과 결합하여 칼슘 흡수를 방해하기 때문이다. 원래 칼슘과 인산은 매우 결합하기 쉬운 성질을 갖고 있으므로 일단 결합해서 인산칼슘이 되므로 칼슘을 많이 섭취해도 흡수율이 낮다. 또 인산은 신장에서 활성형 비타민D가 형성되는 것을 막아서 칼슘 흡수를 이중으로 방해한다.

　우리가 평소에 먹는 식품 즉 청량음료, 인스턴트 식품, 가공식품에는 인산염이 많이 첨가되어 있으므로 가공식품에 치우친 식사를 하게 되면 인산과잉으로 칼슘 부족 현상이 한층 커진다. 참고로 우유와 치즈 등 유제품은 1 : 1 비율로 흡수율이 아주 좋아 50% 이상 흡수된다.

	식품명	칼슘	인
유제품	우유	100	90
	탈지분유	1,100	1,000
	요구르트	110~200	100~140
	치즈	630	615
곡류	백미(현미)	24(41)	147(284)
	팥	124	413
	녹두	189	417
두류	검정콩	213	510
	흰콩(대두)	127	490
	두부	180	90
	유부	300	220
	비지	103	35
야채류	무청잎	160	40
	고추	710	100
	파세리	190	55
어패류	대하	234	63
	방어	350	120
	바지락조개	217	76
	굴	148	113
	동태	233	286
	멸치조림	2,200	1,500
	산천어	1,100	1,700
유지 및 종실류	참깨	630	650
	아몬드	254	475
	호두	130	200

【식품 중 칼슘 및 인의 함량】

식염도 칼슘을 몸 밖으로 배출하는 역할을 한다

식염이 고혈압에 해로운 것처럼 식염을 많이 섭취하는 것은 칼슘 대사에도 방해가 된다. 식염 속의 나트륨이 소변으로 배출될 때 칼슘도 함께 빠져나가기 때문이다. 음식의 간을 맞출 때 너무 소금에만 의존하지 말고 식초 등 다른 방법을 이용하면 좋다.

어떤 식품을 먹을까?

칼슘 흡수를 도와주는 대표적인 영양소는 비타민D이다. 비타민D의 원료는 '7-데히도로 코레스테롤'이라고 불리는 콜레스테롤이다. 이 성분은 생선과 육류의 간장, 버터, 계란 노른자, 어육, 우유 등에 많이 함유되어 있다. 이 성분이 음식물로 우리 몸에 들어오면 피부에서 햇볕 속의 자외선을 받아 비타민D_3가 된다. 버섯에 함유되어 있는 에르코스테롤이라는 물질도 자외선을 받아 비타민D_2가 된다.

체내에 들어온 비타민D는 우선 간장의 효소작용으로

활성화되고 신장에서 최종적으로 활성형 비타민D가 된다. 이 활성형 비타민D가 십이지장에서 칼슘 흡수를 촉진하는 것이다. 설탕과 같은 과당과 유당도 칼슘 흡수를 돕는다. 유당이 특히 좋으며 과당과 일반 설탕도 흡수에 효과가 있다.

우유

우유 200㎖의 작은 팩을 1개 섭취하면 200㎎의 칼슘을 보충하게 된다. 최근에는 우유에 칼슘을 다시 첨가하여 1병만으로도 300㎎이나 400㎎을 섭취할 수 있는 유제품을 판매하고 있으므로 칼슘 첨가 우유를 마시면 칼슘제를 복용하는 것과 차이가 없을 만큼의 양을 쉽게 섭취할 수 있다.

치즈

치즈는 사람의 몸에 필요한 영양소 대부분을 균형 있게 다량으로 함유하고 있고 치즈의 주성분인 단백질과 지방은 소화 흡수되기 쉬운 형태로 분해되어 있으며 비타민A, 비타민B$_1$, 비타민B$_2$, 미네랄 등이 풍부하게 들어 있다. 치즈에 함유된 칼슘은 사람에게 부족하기 쉬운 뼈의 성장에 꼭 필요한 영양소로서 칼슘과 결합

되어 있어 어떤 식품보다 흡수율이 뛰어난 식품이다.

성인 한 사람이 필요한 칼슘은 보통 600mg 정도로 하루에 치즈 100g(슬라이스 5장)이면 충분하다. 치즈에는 지방이 함유되어 있지만 그 형태가 소화되기 쉬운 유화상태로 되어 있고 치즈에 풍부하게 함유된 비타민 B_2의 작용에 의해 지방은 쉽게 연소된다.

폐경 후의 여성은 여성호르몬인 에스테로겐이 적어지면서 뼈에 대한 칼슘의 흡착율이 상당히 낮아지기 때문에 칼슘 섭취량을 늘여야 한다. 이때 비타민D와 양질의 단백질을 모두 갖춘 치즈를 먹는 것이 칼슘 섭취에는 이상적이다.

대두제품

두부, 된장, 청국장 등 콩 음식을 하루에 20~50g을 매일 즐겨 먹으면 폐경기 여성들의 갱년기 장애를 가볍게 극복하는데 도움이 된다.

콩 제품의 식물성 에스트로겐인 이소플라본을 매일 20~80mg씩 섭취할 경우 갱년기 여성의 골밀도를 높이고 혈관 건강에 유익한 콜레스테롤의 혈중농도를 증가시킨다는 임상결과가 있다. 대두제품의 이소플라본은 여성호르몬인 에스테로겐과 구조와 효과면에서 비슷하다 하여 '식물성 에스트로겐'이라 불린다.

목이버섯

목이버섯은 체내에서 비타민D로 바뀌어 튼튼한 뼈를 만드는 프로비타민D를 다량 함유하고 있다. 목이버섯 100g중 비타민D의 효력은 1600IU로 골다공증 예방에 뛰어난 효력이 있다. 또한 식물성 섬유량도 74% 이상으로 식품 중 으뜸이다. 또한 변비 개선이나 대장암 예방, 동맥경화 개선에도 효과적이다.

〈섭취방법〉

말린 목이버섯을 물에 불려(하루 저녁 정도) 양파, 파프리카, 피망 등과 올리브유에 살짝 볶아서 섭취하면 비용 면에서는 가장 싸게, 효력 면에서는 가장 뛰어난 효력을 얻을 수 있다.

다시마

다시마는 회분이 많은 강력한 알카리식품이다. 다시마의 회분은 소화율이 79%나 되어 우유중의 회분 소화율 50%보다 훨씬 높다. 다시마에는 칼슘 708mg이 함유되어 있으며 인보다 3배나 많아 칼슘 흡수율이 매우 좋다. 다시마에는 요오드(I)와 알카리성 무기질이 많아 고혈압의 발생을 억제하는 효과도 있고 또 다시마의 염기성 아미노산인 라이신이라는 성분이 혈압을 내리게 하는 작용이 있으므로 식탁에서 하루도 빠트리지 않는 것이 좋다.

섭취방법은 뜨거운 물에 살짝 데친 다시마를 식초로 만든 초장과 함께 섭취하면 좋다. 당질의 대사를 억제하므로 식초와 초장을 버무려 먹는 방법이 가장 좋다.

녹미채(톳)

녹미채에는 칼슘이 140mg, 철분 5.5mg, 칼륨이 440mg이나 들어있어 골다공증 예방이나 빈혈 예방에 효과적인 해초이며 식물성 섬유도 4.3g이나 들어있어 대장암 예방에도 효과가 있다. 활성 아미노산, 칼슘은 녹미채·다시마 등 해조류에 많이 함유되어 있는데 이 해조류 활성 아미노산은 뼈에서 칼슘이 녹아나오는 것을 억제하는 호르몬인 칼시토닌의 분비를 촉진한다는 사실도 확인되었다.

운동부족은 골다공증을 촉진한다

　운동선수는 운동을 하지 않은 사람에 비해서 훨씬 강한 뼈를 가지고 있다. 오른팔을 늘 사용하는 테니스 선수는 오른팔의 뼈가 왼팔 뼈보다 훨씬 강하다. 피아니스트는 다리보다 팔의 뼈가 강해진다.
　운동은 근육을 강하게 하고 뼈의 강화에도 좋은 영향을 미친다. 그러나 여자 체조선수가 몸무게를 지나치게 줄인다거나 운동에 열중하다보면 피하지방이 줄어들고 에스트로겐이 부족해서 월경이 없어지게 되기도 한다. 그 결과 오히려 뼈를 약하게 하는 경우도 생긴다. 운동은 무리하지 않은 범위 내에서 영양의 균형을 이루는 식생활을 하면서 꾸준히 실행하여야 효과를 가져 올 수 있다.
　요즘은 과거에 비해 걸어 다니는 일, 몸을 움직이는 일, 무거운 물건을 드는 일 등을 자동차, 엘리베이터 등으로 해결해서 많이 편해진 것이 사실이다. 이와 같이 문명의 이기가 현대인의 운동부족을 야기하고 그 결과 골다공증 환자가 늘어나는 것은 당연한 일이다.

골다공증 예방에 좋고 폐경기 여성에게 적합한 운동

유산소운동

달기기, 보행, 등산, 수영, 자전거타기 등이 있다. 이런 달리기, 에어로빅, 보행, 자전거타기 등 체중을 실어주는 운동은 골손실 방지에 도움이 되는데 자기 몸

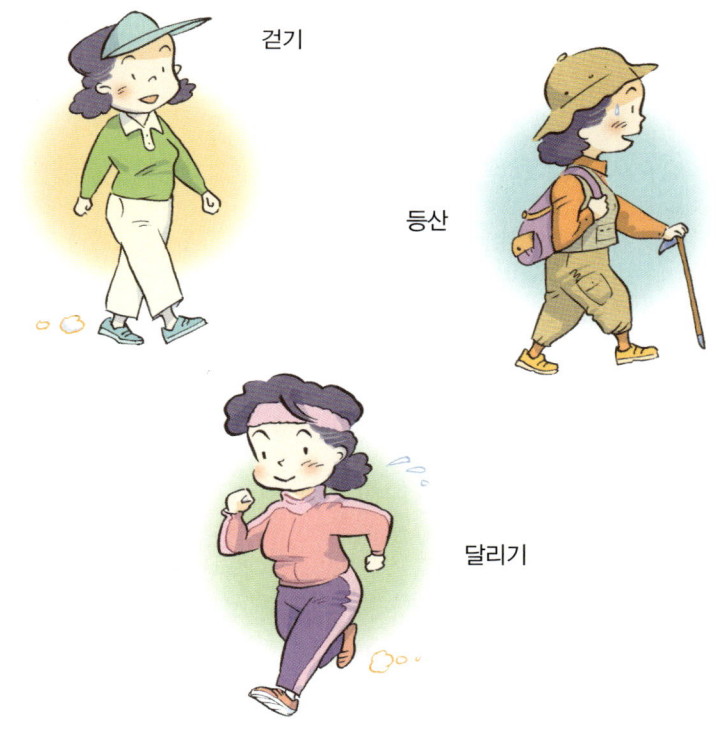

【유산소운동】

에 무리하지 않는 범위 내에서 저강도보다 중등도 이상으로 장기간 행하는 것이 좋다.

활발한 보행은 뛰는 것만큼 에너지를 소모하고 오래 지속할 수 있어서 효율적이다. 그러므로 큰 심폐 지구력과 체중 부하운동이 될 수 있다.

보행은 근골격계에 무리를 주지 않는 유산소운동을 제공한다. 보행으로 최대의 효율을 얻기 위해서는

① 좋은 자세를 취하고
② 발꿈치부터 땅에 짚고 발가락은 똑바로 세운다.
③ 손목을 구부리고 팔꿈치는 가볍고 자연스럽고 리듬감 있게 팔을 흔든다.

근력 강화운동

부하가 걸린 근육이 뼈를 강화시키는 운동으로 윗몸일으키기, 역기 들어올리기, 아령운동 등이 있다. 이 근력 강화운동은 골손실을 방지하며 골밀도를 유지하거나 골밀도를 증가시키고 또한 근력, 평형성, 그리고 전반적인 신체활동을 증진시킨다.

이 운동은 격일로 주 3회 정도 시행한다.

평형성과 유연성을 증진시키기 위한 운동

걷기, 춤추기, 스트레칭 등의 운동이 권장된다. 요약하면 이상적인 운동 계획표는 유산소운동, 근력 강화운동, 유연성과 평형성 운동을 조화시키는 것이다.

적은 운동량에서부터 서서히 적응시키며 점차 늘려가야 한다. 운동시간은 처음에는 30~40분 정도로 시작하는 것이 좋으며 차츰 시간을 늘려 60분 정도를 지속할 수 있으면 좋다. 모든 운동은 꾸준히 계속하여야만 소기의 목적을 달성할 수 있다. 여성은 40세부터, 남성은 최소한 50대부터 주 5회 정도의 운동을 실시해야 지속적인 심폐 지구력 향상을 기대할 수 있고 골소실, 골다공증을 극복할 수 있다.

미국의 연구보고서에서 야콥슨 등은 폐경기 여성의 경우 주 3회 이상 운동하는 사람은 요추 골밀도가 젊은이와 같았다고 하였고, 달스키(Dalsky) 등은 폐경기 여성에게서 1년 운동요법 후에 척추 골밀도가 5% 증가하였으나 그후 1년간 운동을 중단한 결과 4%의 골손실이 일어났다고 하였다. 이 결과는 운동의 효과를 잘 대변하고 있다.

이 연구보고에 의하면

① 강한 운동이 골밀도 증가에 효과적이며 계단 오르기,

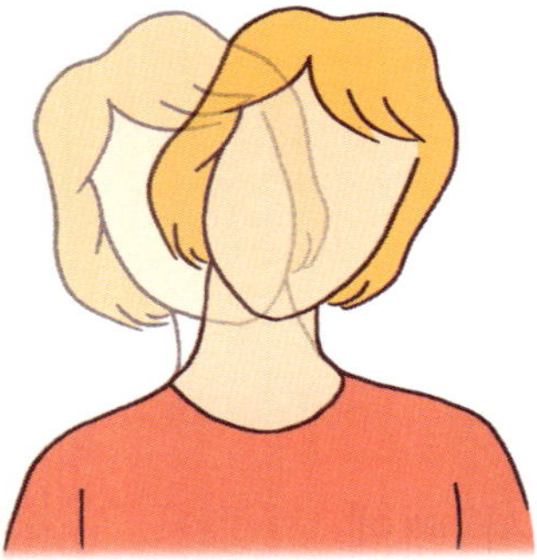

목, 등 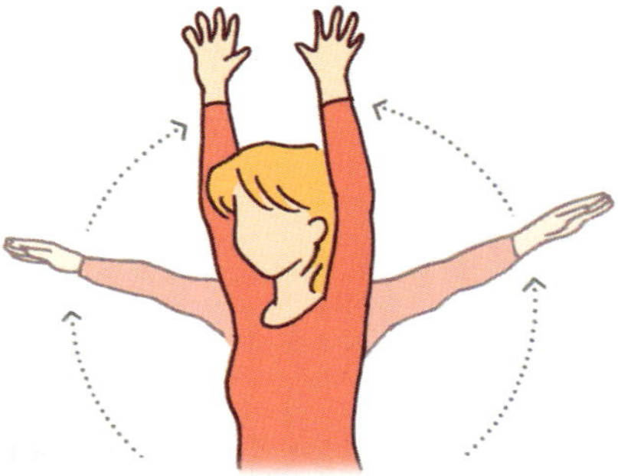   어깨, 팔, 손

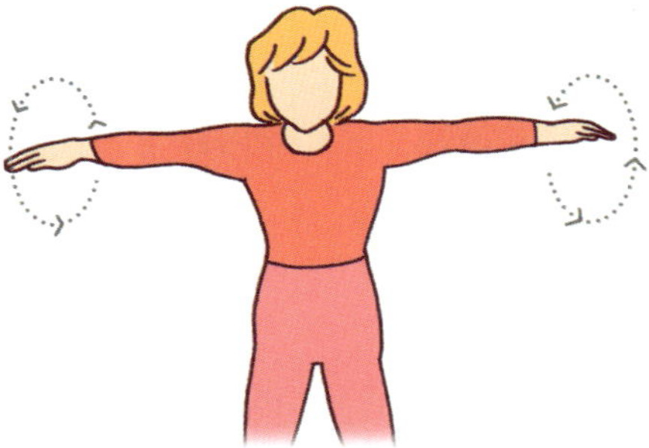

어깨, 가슴 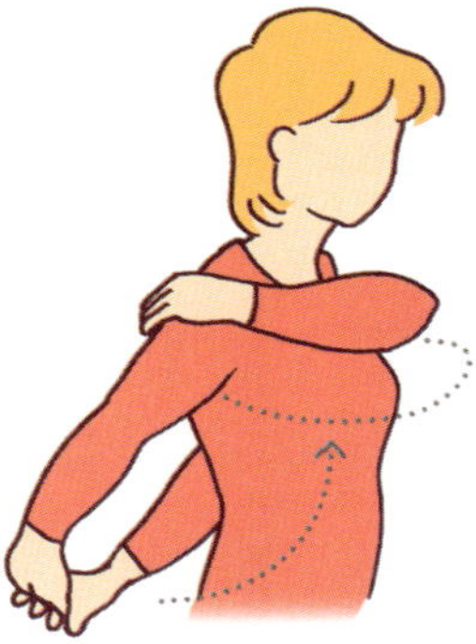   어깨, 가슴

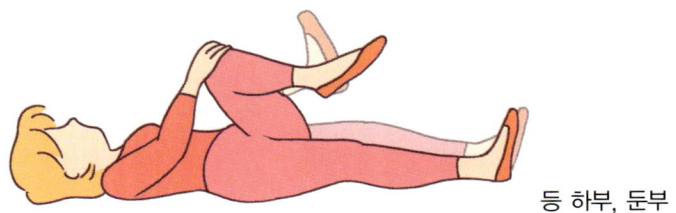

등 하부, 둔부

【스트레칭 운동】

속보 등의 운동을 하는 여성은 운동을 하지 않는 여성에 비해 골반을 포함한 전신의 높은 골밀도 수치를 보였다.

② 단독 운동보다 2가지 이상의 운동을 병행하는 것이 골밀도에 효과적이다.

③ 골밀도를 증대시키기 위해서 뼈에 하중이 실리는 운동을 하면 골량을 유지 또는 증가시키는데 효과적이다. 예를 들면 빨리 걷기, 조깅은 요추에 체중의 1배~1.75배의 자극을 주고 중량을 드는 운동은 체중의 5~6배의 부하를 주는 것으로 알려지고 있다.

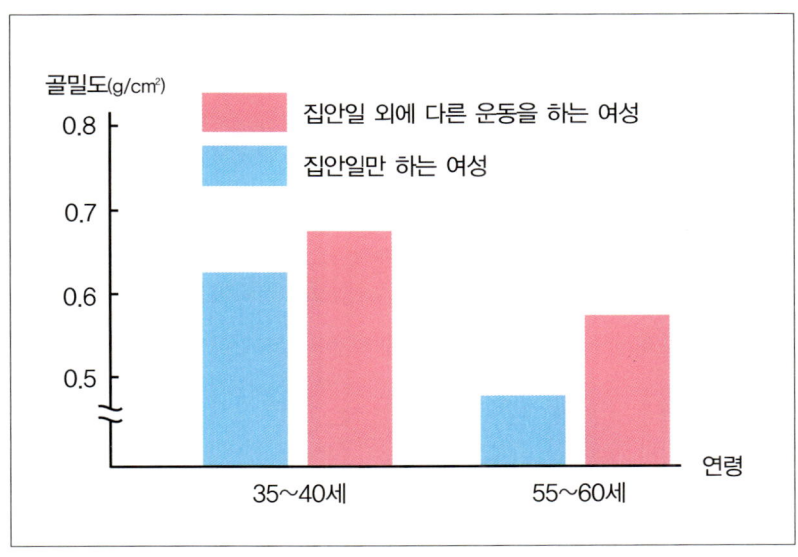

【운동을 하는 여성과 하지 않는 여성의 골밀도】

허리 유연성과 근력을 키워주는 자가 운동법

알아둘 사항
1. 꾸준히 규칙적으로 실시
2. 동작은 정학한 방법으로 실시
3. 운동강도는 처음은 약하게 나중은 강하게
4. 통증없는 범위에서 실시

하루 운동횟수와 강도
1. 하루 1~2회 실시
2. 운동시간 6~8초 지속 유지
3. 반복 2~4회

허리 유연성 운동

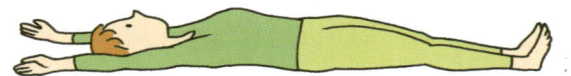

온몸에 힘 빼기 → 팔을 위로 쭉 뻗기 → 고개 가운데로 유지

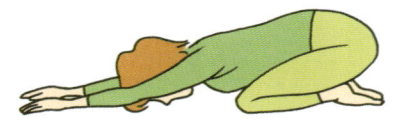

팔을 멀리 뻗기 → 엉덩이 내리기 → 어깨 눌러주기

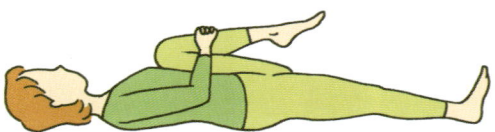

굽힌 다리 힘 빼기 → 한쪽 무릎을 가슴쪽으로 당기기 → 편 다리 오금 바닥에 붙이기

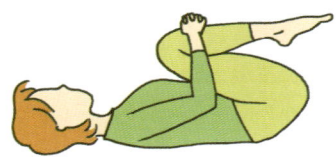

두 다리 힘 빼기 → 두 무릎 가슴쪽으로 당기기 → 엉덩이 힘 빼기

허리 근력을 키워주는 운동

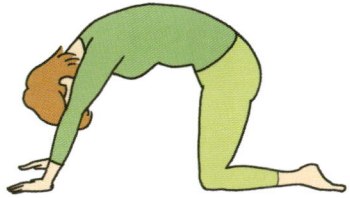

등 들어올리기 → 다리 움직이지 않기 → 양 팔꿈치 펴기

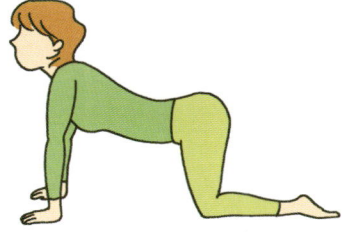

숨 내쉬며 허리 내리기 → 다리 움직이지 않기 → 양 팔꿈치 펴기

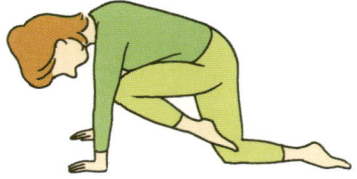

팔꿈치 펴기 → 무릎 가슴 붙이기 → 시선 바닥 보기

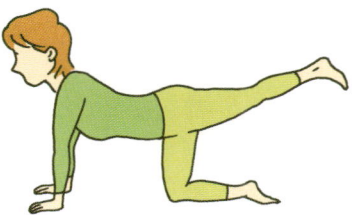

팔꿈치 펴기 → 시선 정면 보기 → 양쪽 엉덩이 높이 같게 하기

골다공증 환자를 위한 요통 체조

엎드려 배근 운동

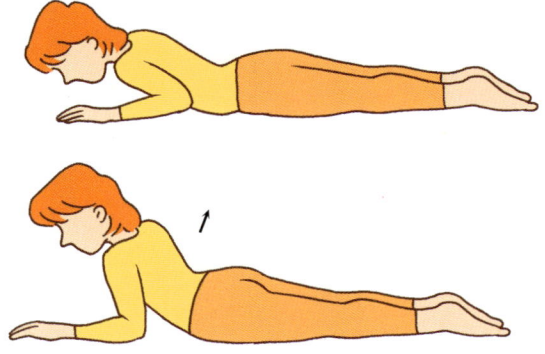

엎드려서 손을 얼굴 앞에 짚고 등을 젖힌다.

네 발 배근 운동

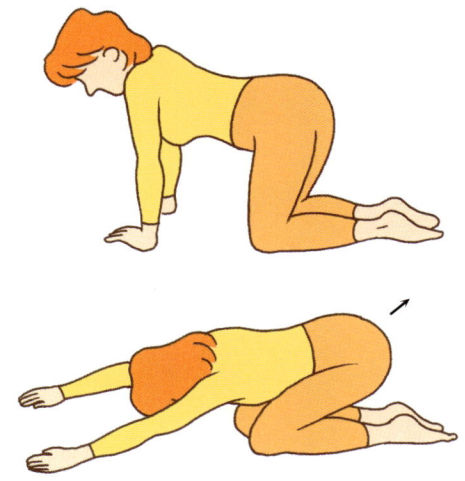

네 발 자세가 되어 둔부를 뒷쪽으로 밀어 올린다.

다리 올려 복근 운동

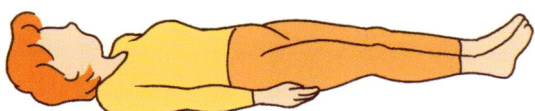

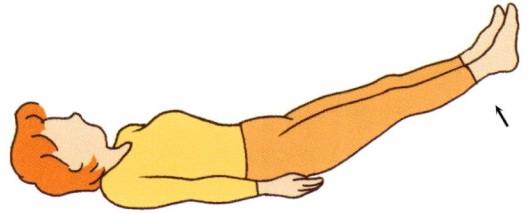

똑바로 누워서 양 다리를 조금 올린다.

허리 올려 복근 운동

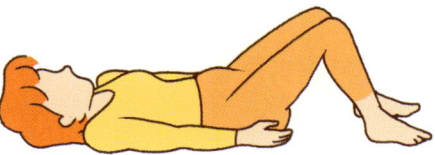

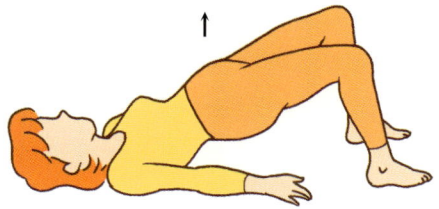

똑바로 누워서 무릎을 구부리고 둔부를 올린다.

④ 장기간(20년 이상)의 운동은 골밀도, 근력, 평형성을 좋게 하는데 매우 효과적이다. 임상 연구결과에 의하면 장기간의 운동 후 2.8~5.2%의 골밀도 증가가 이루어진다.

⑤ 운동요법에 칼슘이나 대체요법을 병행하는 것이 운동요법 단독보다는 골밀도 증가에 효과를 높인다.

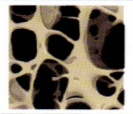

골다공증의 검사와 진단

골밀도 측정은 정기적으로 6개월~1년에 한 번

골다공증 환자는 골밀도 측정을 정기적으로 하는 것이 절대적으로 필요하다. 뼈는 3개월 정도의 주기로 천천히 파괴되고 형성되므로 3개월 이내에 몇번씩 측정해도 별 도움이 되지 않는다. 정기적으로 골밀도를 측정하여 치료의 성과를 판정받고 적절한 치료를 계속하는 것이 골밀도 감소를 막을 수 있는 제일 현명한 방법이다.

 골밀도를 측정하여 측정치가 정상적인 젊은이의 평균치에 비해 얼마나 감소되었느냐에 따라 골다공증을 진단하게 된다. 골밀도가 정상 젊은이의 평균치에서 1 표준편차 이내로 감소된 경우에는 정상으로 간주하며

1~2.5 표준편차만큼 감소된 경우를 골감소증, 그 이상 감소된 경우를 골다공증이라고 진단한다. 골밀도가 정상 평균치보다 2.5표준편차 이상 감소되어 있으면서 골절이 동반되어 있는 경우를 심한(확립된) 골다공증이라고 한다.

이중 방사선 에너지 흡수계측법(DXA)

현재 가장 많이 사용되고 있는 방법으로 방사선이 뼈를 통과할 때 흡수되는 양을 측정하여 뼈의 양을 골밀도(전체 측정치를 면적으로 나눔)로 나타낸다. 주로 척추와 고관절 그리고 발뒤꿈치(종골)에서 많이 측정하며 척추뼈에서 가장 많이 실시한다.

피폭 방사선량이 적고 검사시간이 짧다는 장점이 있으나 고가이고 공간을 많이 차지한다. 정밀도가 높지만(요추에서 0.5~1%) 뼈의 변화는 매우 느린 편이어서 1년에 한차례 실시하는 것이 보통이다.

또한 찍을 때 자세에 따라 검사수치가 크게 변하기 때문에 일정한 자세에서 촬영해야만 한다. 검사결과지에는 개인의 수치와 함께 소속집단의 평균과 표준편차

폭의 범위가 그려져 있으며 자신의 결과가 어느 부분에 속하는지 쉽게 알아 볼 수 있다.(69~73쪽 검사결과지 참고)

척추 골밀도를 측정할 수 있는 CT법

CT법은 컴퓨터 단층촬영법을 줄여서 부르는 이름으로 X선 흡수를 모두 컴퓨터에서 처리하여 특정부분의 골밀도만 따로 측정할 수 있는 방법이다.

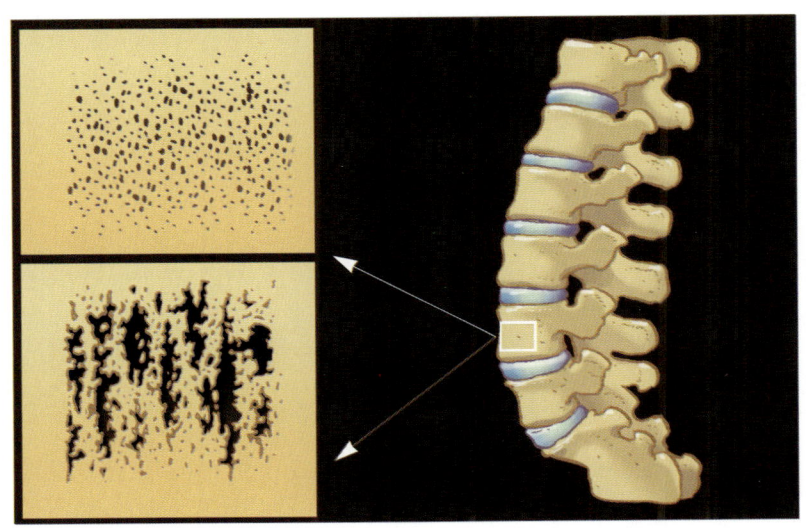

【정상인 사람의 척추뼈(위)와 골다공증인 사람의 척추뼈(아래)】

CT법은 척추체 속의 해면골의 골밀도만 측정할 수 있어서 편리하다. 표면적이 넓고 변화가 빠른 해면골의 변동을 민감하게 찾아낼 수 있어 골다공증 예방을 위한 검사법으로 가장 좋은 방법이다.

CT법에는 전신 CT법과 말초골 CT법이 있다. 전신 CT법은 몸속을 통과하는 X선의 양이 상당히 많아 특수한 검진에서만 사용한다.

말초골 CT법은 팔목뼈에서 피질골과 소주골을 완전히 분리하여 측정할 수 있고 정밀도도 좋다. 몸을 통과하는 X선의 양도 적어서 현재 많이 사용되고 있는 검사방법 중 하나이다.

초음파 진단법

초음파가 뼈를 통과하는 속도와 손실율을 계산하여 골밀도와 뼈의 강도를 간접적으로 측정하는 방법이며 주로 발뒤꿈치뼈(종골)에서 측정한다. 초음파법의 장점은 편안한 자세로 단시간에 뼈를 측정할 수 있고, 기계를 청진기처럼 어디라도 간편하게 가지고 다닐 수 있다는 것과 골밀도와 골질까지도 알 수 있다는 점이다.

이외에도 검사법은 많다. 담당의사와 상의해서 기종을 선택하는 것이 현명하다. 그러나 반복적인 검사에는 적합하지 않기 때문에 치료결과에 대한 판정은 중추 골밀도(척추나 고관절)의 측정이 가능한 이중 에너지 방사선 흡수계측법이나 CT법을 이용해야 한다.

골다공증의 예방과 치료

골다공증의 예방은 골다공증의 발생을 줄이고 골다공증의 치료는 골다공증에 의한 골절을 예방하는데 있다.
현재 미국 식품의약청(FDA)에서 골다공증의 예방과 치료제로 인정한 약물은 비스포스포네이트와 선택적 에스트로겐 수용체 조절제(SERMs : raloxifen), 두 가지이며, 칼시토닌(calcitonin)과 부갑상선 호르몬은 치료제로서만 인정되고 있고, 여성호르몬 대체요법(에스트로겐)은 예방목적으로만 인정되고 있다.

칼슘제 복용

골다공증이란 뼈에서 칼슘이 빠져 나와 뼈가 부실해서 생기는 병이므로 칼슘보충이 제일 중요하다. 음식만으로 부족분을 충당할 수 없으므로 칼슘제를 많이 복용한다. 복용 방법은 위에 음식물이 있으면 칼슘을 용해하는데 필요한 위산이 분비되어 칼슘 흡수에 도움이 되므로 식사 때마다 식후 30~1시간 이내에 복용하는 것이 좋다.

여성호르몬 에스트로겐 복용

폐경에 의해서 에스트로겐 분비가 급격히 감소하면

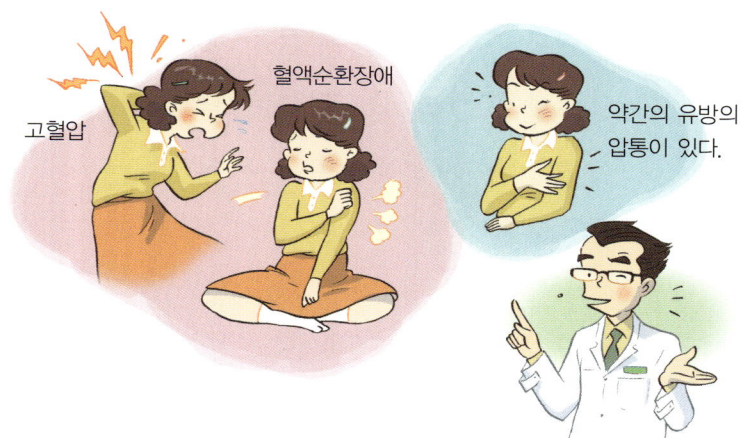

사용 초기에는 유방의 압통이 있으나 시간이 지나면 저절로 없어지며, 기타 커다란 부작용 없이 안전하게 쓸 수 있다.

【에스트로겐의 안전성】

골밀도가 상당히 줄어든다. 이러한 골밀도의 감소에 의해 생기는 골다공증은 에스트로겐을 약으로 먹어서 보충하면 나아진다. 즉 에스트로겐은 골다공증의 예방에 탁월한 효과를 발휘한다. 그러나 최근 WHI의 연구결과에 의하면 에스트로겐을 장기복용하면 유방암, 뇌졸중 그리고 심혈관계 질환의 발생빈도가 약간 증가한다.

비스포스포네이트(bisphosphonates)

종류

비스포스포네이트는 경구용이고, 에스트로겐처럼 암과같은 심각한 위험성이 없으며 경제적이기 때문에 최근 많이 이용되고 있으며 알렌드로네이트와 리제드로네이트(액토넬), 파미드로네이트(파노린)가 대표적이다. 파미드로네이트는 주사도 가능하다. 최근 발표된 10년간 알렌드로네이트 투여 결과에 의하면 척추에서 13.7%, 고관절에서 6.7%의 골밀도 향상을 보였으며, 최근 미국 등지에서 많이 사용되는 리제드로네이트(액토넬)를 5년간 투여한 임상보고서에 의하면 새로운 척추골절의 발생률을 59% 이상 감소시켰다.

작용기전

파골세포의 활동을 억제함으로써 골흡수를 억제하며, 파골세포를 활성화시키는 싸이토 카인의 생성을 억제한다.

치료 효과

비스포스포네이트는 골흡수를 강하게 억제하면서 석회화 억제작용이 적기 때문에 새로운 골절이 발생할 위험을 줄여준다.

안전성

부작용이 적은 편이나 소화기 장애나 설사가 생길 수 있으며 드물게 식도 궤양도 생길 수 있다. 무분별한 복용은 뼈의 석회화를 방해할 수 있으므로 의사의 처방에 따라 주기적으로 사용해야 안전하다.

부신피질호르몬 과다 분비에 의한 골다공증이나 남성 골다공증 등 다른 종류의 골다공증에서의 효과가 입증되었으며 폐경 후 골소실의 예방 목적으로도 효과가 탁월하다.

비스포스포네이트는 뼈 속에 수년간 축적되어 존재하기 때문에 장기간 복용시에는 소위 frozen bone이라

하여 비정상적인 석회화와 미세골절의 축적으로 골절 위험률이 높아질 수 있다. 아직까지 다른 약제와 함께 사용할 경우에 대한 조사가 미흡하다. 경구 복용시에는 물과 함께 공복에 복용하며 복용 후 30분간 눕거나 식사를 해서는 안된다.

선택적 에스트로겐 수용체 조절제(SERMs)

종류
raloxifen, tamoxifen, droloxifen 등이 있는데 그 중 랄록시펜(raloxifen, Lilly제약)이 대표적인 선택적 에스트로겐 수용체 조절제(SERMs)이다.

작용기전
뼈와 심혈관계에는 에스트로겐과 같은 작용을 하는 반면에, 유방과 자궁에는 에스트로겐과 반대로 작용한다.

치료 효과
랄록시펜(raloxifen)은 폐경여성의 건강을 위한 새로운 선택이 될 수 있으며 에스트로겐을 대신할 수 있는 이상적인 대체제일 뿐만 아니라 상호 보완적으로 임상적 사용이 가능할 것이다.

안전성

유방암 발생율을 감소시키며, 질 출혈을 야기시키지 않는 안전성을 가지고 있다.

문제점

열성 홍조의 빈도가 높으며 혈전 색전증의 위험성이 있다. 골밀도를 증가시키는 효과가 비스포스포네이트에 비해 적은 것이 문제이다.

활성형 비타민D

이 약은 장에서 칼슘 흡수를 촉진시켜 칼슘부족을 해소할 수 있다. 활성형 비타민D는 파골세포와 골아세포에 작용해서 오스테오 칼신처럼 뼈를 만드는데 필요한 성분 (물질)을 만들므로 뼈의 신진대사가 활발해진다.

사람은 나이가 들면서 칼슘의 흡수율이 저하되거나 뼈를 형성하는 세포의 기능이 저하되어 뼈가 약해진다.

그러므로 고령일수록 장관에서 칼슘 흡수를 증가시키고 뼈를 만드는 세포의 기능을 높여주는 활성형 비타민D를 복용하는 것이 효과적이다.

오랫동안 활성형 비타민D를 복용할 경우에는 의사와 상의하여 적당한 간격으로 혈액속의 칼슘과 소변속의 칼슘양을 검사해서 혈청 칼슘농도를 측정하고 또 신장에 결석이 생기는지 관찰하면서 활성형 비타민D를 계속 복용하는 것이 좋다.

활성형 비타민D인 칼시트리올을 1년동안 복용했을 경우 골절 발생율이 반으로 줄고 2년간 복용한 사람은 1/3로, 3년간 복용한 사람은 1/4로 감소되었다는 미국의 개리저 박사의 병원 임상치료 결과가 발표된 바 있다. 이같은 사실에서 활성형 비타민D를 장기간 복용할수록 골밀도가 강화되어 골절의 위험을 경감할 수 있음을 알 수 있다.

칼시토닌 주사

칼시토닌은 혈청칼슘이 너무 많을 때 칼슘 농도를 감소시키는 역할을 한다. 또한 파골세포의 작용을 멈추게

해서 뼈에서 칼슘이 빠져 나가는 것을 중지시키는 기능이 있다. 골다공증은 뼈의 파괴가 뼈의 형성보다 많기 때문에 발생하므로 칼시토닌을 투여해서 파골세포의 기능을 약화시키면 골다공증의 증상이 개선된다.

근육주사나 코에 뿌리는 점비약을 사용하는데 골다공증에 의한 요통과 등의 통증 치유에 효과적이고 반년이상 복용시 골량도 증가한다. 장기간 복용시에는 효과가 감소될 수 있으므로 의사의 지시에 따라 일시 사용을 중지하였다가 다시 사용하면 효과가 더 좋을 수 있다.

폐경 후 여성이 골다공증 예방목적으로 칼시토닌을 사용할 경우 그 효과는 에스트로겐 효과와 비슷한 것으로 알려져 있다.

이프리후라본(Ipriflavone)

이프리후라본은 성장을 촉진시키고 뼈의 파괴를 억제해서 골밀도를 증가시켜서 골격을 강화하므로 요통 치료에도 효과가 좋다. 간혹 가벼운 구토를 하거나 위가 팽창하는 부작용이 있으나 복용을 중지하면 곧 나아진다. 이 약은 현재 여러 나라에서 널리 이용되고 있는데 이 약을 내복하고 있는 사람들의 골격이 점차 강화되고 있는 것으로 증명되고 있다.

맥스마빌(Maxmarvil, 유유제약)

골량(Bone Mass)을 높이기 위해 칼리토리올이 주는 알렌드로이네트의 복합제가 사용된다. 복합제는 칼시토리올의 단일제 투여보다 임상적 효과가 우수하다. 복합 신약으로 기존의 알렌드로이네트 제제와 비교하여 보다 저렴하다. 또한 추가로 비타민D와 칼슘처방이 필요하지 않아서 환자의 경제적 부담을 경감시키는 잇점이 있다.

맥스마빌은 특수 필름코팅정으로 되어 있어 위에서 흡수되지 않고 장에서 흡수되므로 복용 후 30분간 눕거나 식사를 해서는 안된다는 제한이 없어 안전한 약제이다.

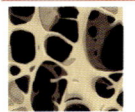

[09] 골다공증과 골절

 뼈는 몸무게의 몇배의 힘에도 견딜 수 있도록 만들어져 있다. 젊은이의 뼈는 교통사고, 낙반 등 상당히 큰 힘이 가해지지 않으면 잘 부러지지 않고 부러진다고 해도 외부의 힘이 모이기 쉬운 뼈의 가운데가 잘부러진다. 그러나 노인이 되면 뼈의 강도가 20~30% 이상 감소하여 넓적다리뼈(대퇴골)는 200kg의 힘에 부러진다. 몸무게가 한쪽으로 쏠리면서 넘어지면 뼈에는 체중의 여러 배에 해당하는 힘이 부하된다. 게다가 긴 뼈의 양쪽끝은 해면골이 풍부하여 더 빨리 약해진다.
 중년 이후에 발생하는 4대 골절 부위는 등뼈나 허리 같은 척추, 어깨 근처의 팔의 골절(상완골 외과경), 손목 골절 그리고 넙적다리뼈와 골반골이 만나는 엉덩이 관절(고관절)에 발생하는 대퇴골 경부 및 전자부 골절이다.

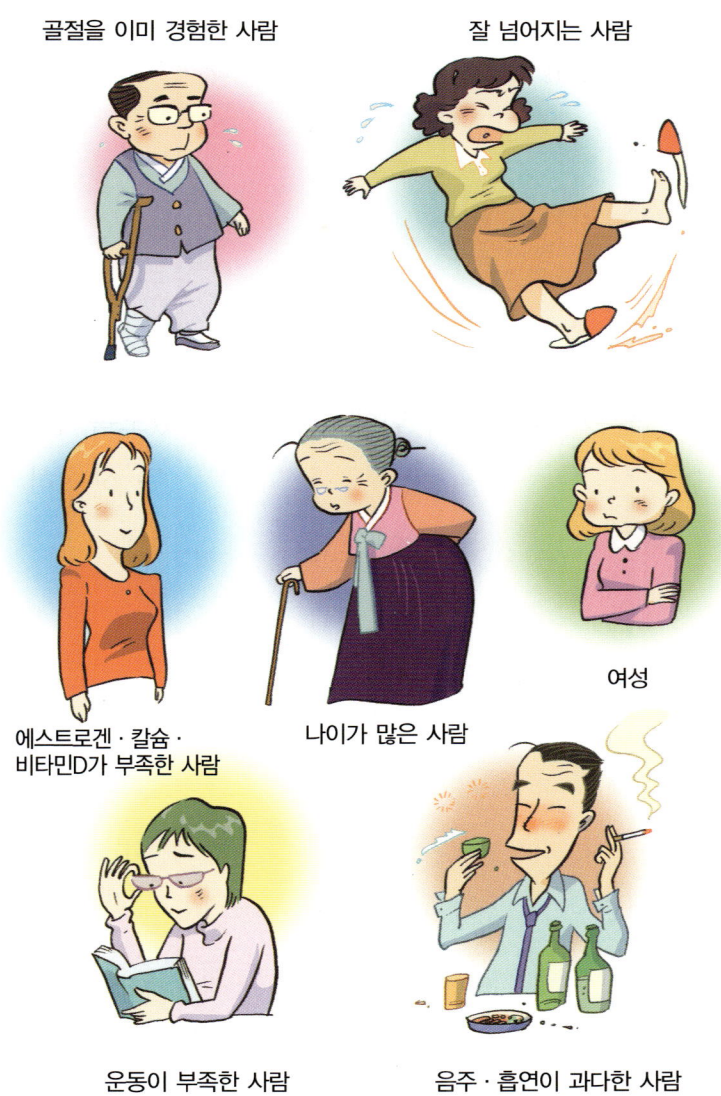

【골다공증으로 인한 골절이 잘 생기는 경우】

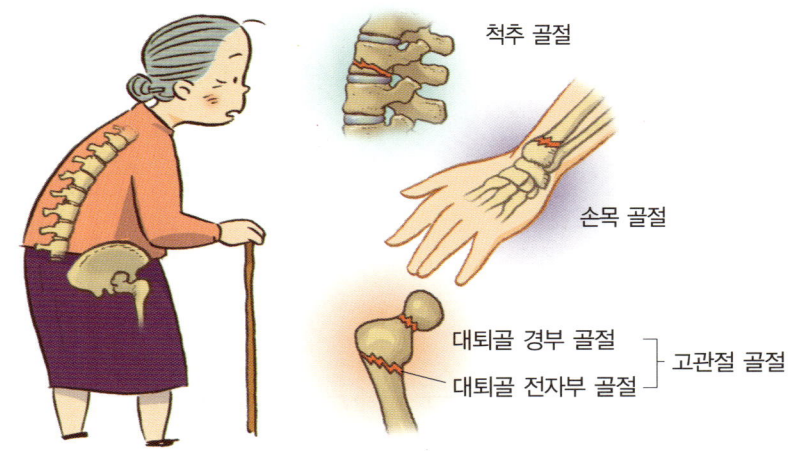

【골다공증에 의한 골절의 호발부위】

노인 골절의 발생 빈도

미국의 릭스의 연구에 의하면 척추 압박골절 발생율은 인구 10만명당 55세에 800건, 65세에 1500건, 75세에 2900건, 85세에 4100건으로 거의 10살이 많아질 때마다 두 배 가까이 늘고 있다. 대퇴골 경부골절도 비슷한 경향을 보이지만 손목 골절(요골원위단)은 55세때부터 85세까지 전체적으로 500~800건으로 나이에 따라 차이를 보이고 있다.

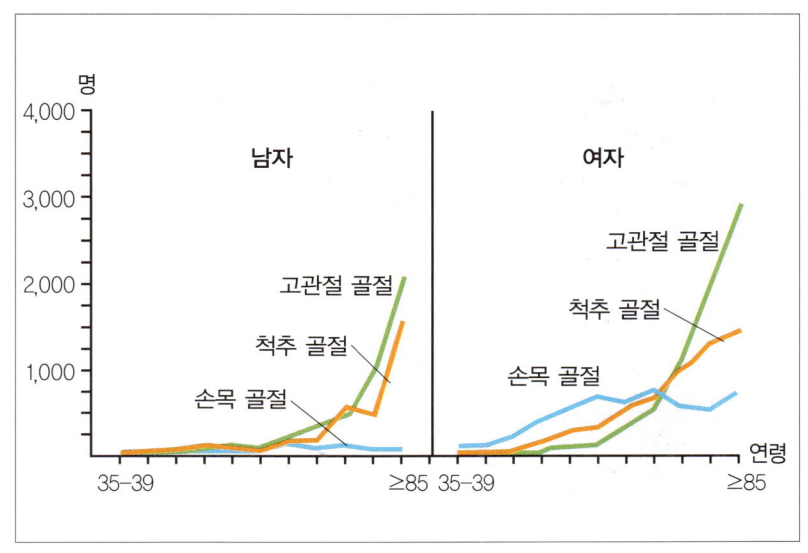

【매년 인구 십만명당 새로 발생하는 골절환자 수】

등뼈나 허리뼈 골절(척추 골절)

무거운 물건을 들거나 갑자기 힘을 줄 때 그리고 재채기할 때 생길 수 있다. 일반적으로 골절이 발생하면 발생부위에 통증을 호소하며 압통(두드리면 아픔)이 있고 몸자세를 바꿀 때 통증이 온다. 그러나 서서히 진행되는 경우에는 통증을 느끼지 못하여 방사선사진상에서 우연히 발견되는 경우도 종종 있다.

척추골절은 일단 발생하면 주위 마디에 매우 나쁜 영

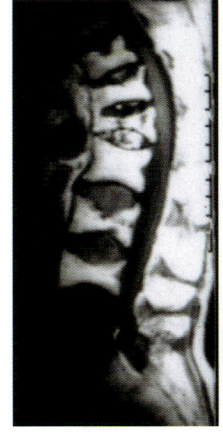
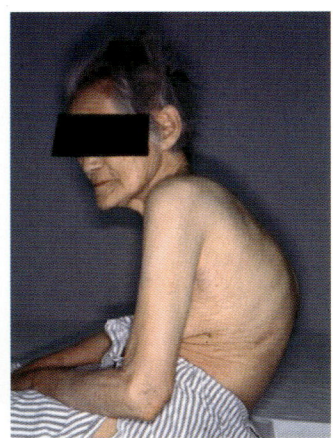

【다발성 척추 골절】

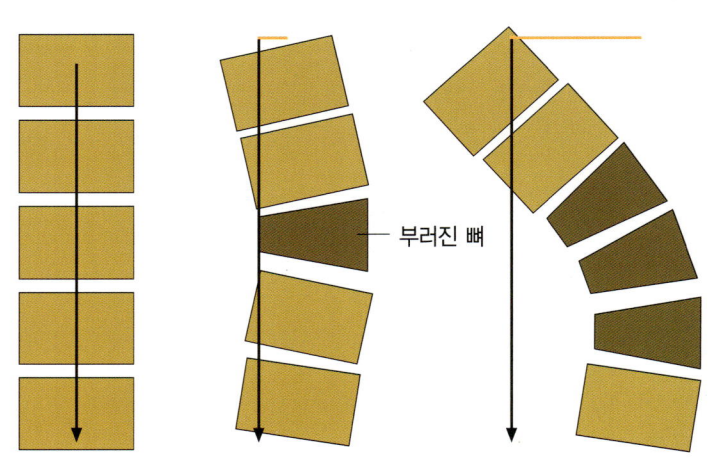

부러진 뼈

【다발성 척추 골절 발생 모형도】

향을 끼치며 마치 도미노현상처럼 위아래 척추에도 골절이 발생하기 때문에 조기에 예방하는 것이 매우 중요하다.

손목 골절(요골 원위단 골절)

손목 골절은 40대부터 50대 초반까지 비교적 젊은 나이의 여성에게 많이 발생한다. 그런 점에서 골다공증

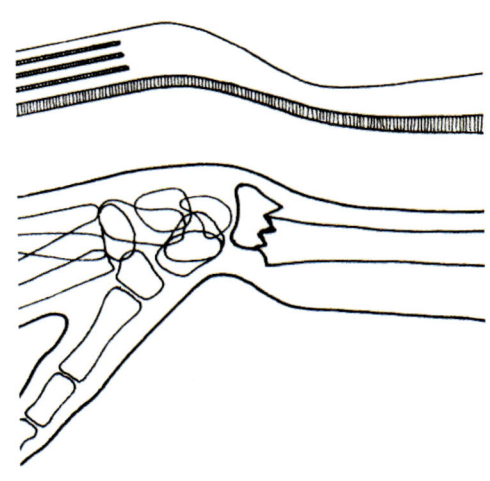

【골절 후 손목이 포크등처럼 변한 모습】

의 초기 증상으로 볼 수 있으며, 넘어질 때 손바닥으로 땅을 짚는 순간 잘 일어난다.

손목에 심한 통증이 느껴지고 손목이 포크 등처럼 변형되는 것이 특징으로 쉽게 골절이라는 것을 알 수 있다. 빨리 정형외과에 찾아가서 뼈를 원래의 위치로 잡아당겨 잠시 고정시켜 치료하는 게 바람직하다.

고관절 골절(대퇴골 경부 및 전자부 골절)

대퇴골 근위부는 골다공증으로 인한 골절이 발생하는 부위 중 가장 중요하고 생명을 위협하는 부분이다. 70

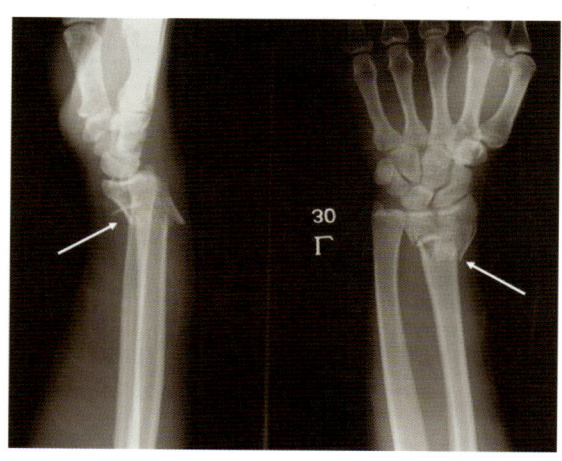

【손목골절 환자의 방사선 사진】

세 이상의 나이 든 노인에게 일어나는 경우가 많고 대부분 여성에게 일어난다. 대부분 방안이나 화장실에서 미끄러져 옆으로 넘어지면서 발생한다.

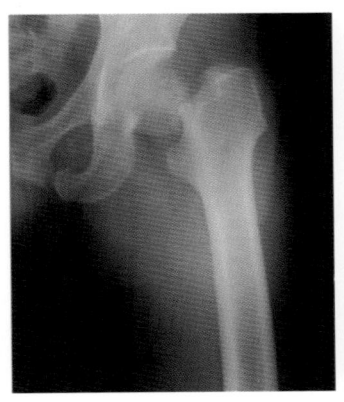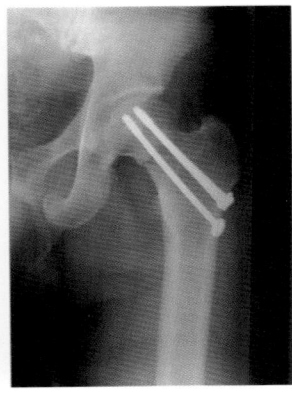

【대퇴골 경부 골절을 금속나사로 고정한 방사선 사진】

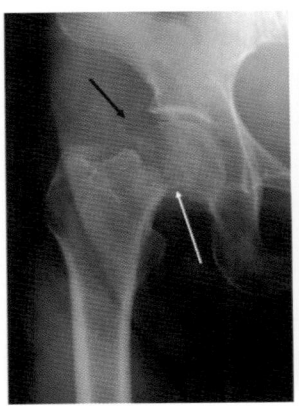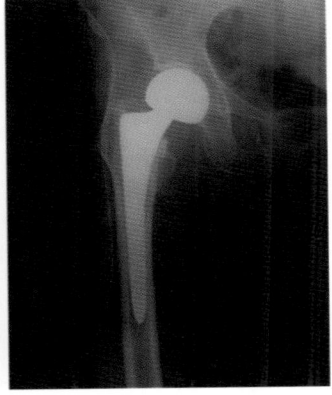

【전위된 대퇴골 경부골절을 인공고관절 반치환술로 치료한 사진】

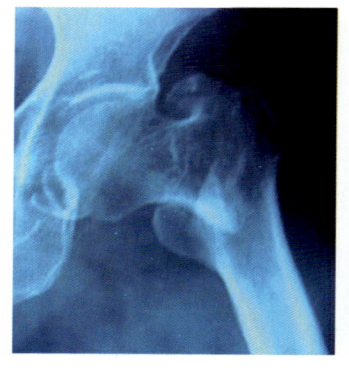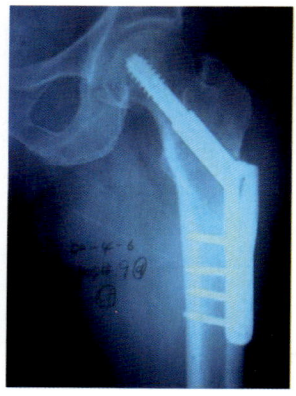

【대퇴골 전자부 골절을 금속나사로 고정한 방사선 사진】

때론 계단이나 버스에서 내릴 때 몸이 비틀어지면 넓적다리 뼈(대퇴골)에 회전력이 작용하여 골절이 발생할 수 있다. 대퇴골 경부골절 환자의 95%가 넘어지면서 뼈가 부러지지만 걷다가 무엇인가에 부딪치는 가벼운 충격에도 쉽게 부러지기도 한다.

고관절 골절은 얼마나 많이 발생하며 왜 이 골절에 특별히 관심을 가져야 하는가?

고관절 골절은 골절과 관련된 사망, 골절과 관련된 신체장애 그리고 이들 환자를 돌보기 위해 소요되는

막대한 의료비용 등이 발생되는 중요한 공중보건 문제이다.

50세 이전의 고관절 골절은 주로 교통사고에 의해 발생하나 노인 연령에서의 고관절 골절은 주로 넘어지면서 생긴다.

50세 이후에는 고관절 골절의 빈도가 연령에 따라 골다공증의 영향과 넘어지는 횟수의 증가로 점차 증가하고 있다.

미국의 통계에 의하면 1989년 한해동안 약 15만명이 발생했으며 그후 매년 5~10%씩 증가했다. 고관절 골절은 모든 연령층에서 여성이 남성보다 2배 이상 발생빈도가 높으며 80세 이상의 여성이 전체환자의 약 50%를 차지한다. 우리나라의 한 조사에 의하면 최근 10년 사이에 발생률이 약 4배 증가 한 것으로 나타났다.

고관절 골절이 발생하면 꼼짝할 수 없으며, 통증도 매우 심하다. 2~3일 지나면 좋아지겠지라는 생각으로 방치하면 심한 합병증으로 사망할 수 있으며 잘 치료하여도 1년내 사망률이 25%에 달한다. 드물게 감입골절이라하여 부러진 곳이 서로 맞물려 통증이 심하지 않은 경우도 있으나 이것도 치료 중 잘 어긋나기 때문에 수술적 고정이 필요하다.

고관절 골절이 발생했을 때는 주저하지 말고 곧장 큰 병원 정형외과로 가야 한다

최근에는 정형외과의 의술이 발달하여 가능한 빠른 시일 내에 금속나사 등으로 부러진 뼈를 고정하거나 인공관절로 바꾸는 수술을 시행하며 3일, 늦어도 1주일 안에 걸을 수 있다. 수술이 성공하면 통증과 변형이 남지 않고 원래대로 걸을 수 있다. 그러나 수술을 하지 않고 그대로 놓아두면 부러진 뼈끼리 불안정하게 접촉해서 통증이 오래도록 남게 되고 또 관절이 제 역할을 다하지 못하게 되어 다리가 완전하게 움직이지 않고 뼈가 더욱 약하게 될 수도 있다.

1주 2~3회 등산과 매일 1시간 정도 산책하는 생활습관

고관절 골절(대퇴골 경부 혹은 전자부 골절), 허리뼈 골절, 손목골절 등은 쉽게 넘어지는 것이 큰 요소이고 거기에 뼈가 허약한 것이 겹쳐서 생긴다고 할 수 있다. 이러한 골절 등은 평소의 생활습관으로 예방하는 것이 최선이다. 우선 1주 2~3회 등산과 매일 1시간 정도의 산책을 권하고 싶다.

일본 의학지 자료에 의하면 노인 주택에서 거주하는 141명의 노인 중 매일 산책하는 노인들은 무릎이 잘 펴져 대퇴의 근육이 강건했다는데 이것은 산책의 습관이 뼈를 받치는 근육을 보강했기 때문으로, 일상생활 중 매일 산책하는 사람은 그렇지 않은 사람에 비해 잘 넘어지지 않는다고 기술되어 있다.

이렇게 매일 산책하는 사람은 자세를 반듯하게 함으로써 신체의 안정성을 유지하는 역할을 하고 넘어져도 골절이 잘 되지 않는 튼튼한 뼈로 되어 있다는 것을 보여주고 있다. 매일 산책하는 노인은 일상 걸음걸이 속도가 빠르고 발의 움직임이 활기차게 된다.

약의 도움을 받아서라도 골절을 막자

약을 먹어서 늘어나는 뼈의 칼슘양이 1년에 10%라면 너무 작다고 생각되겠지만 골다공증 환자에게는 골밀도 보강에 큰 보탬이 된다. 골다공증 환자에서 골밀도가 조금만 상승하여도 골절 예방효과는 뚜렷하다. 특히 골흡수 억제제를 사용하면 골밀도가 많이 증가하지 않아도 골절 예방효과가 있다.

  노인의 등은 물건을 들어 올리거나 뒤를 갑자기 돌아보는 등 일상적인 동작을 하다가도 골절이 쉽게 일어나고 키도 작아진다.

  따라서 현재로서는 골형성 촉진제의 사용이 제한되어 있으므로 비스포스포네이트, 칼시토닌, SERM(선택적 에스트로겐 수용체 조절제) 등과 함께 칼슘을 복용하는 것을 권장하고 있다.

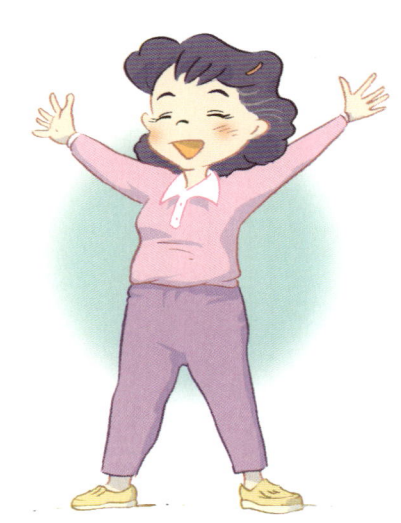

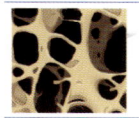

[10] 남성의 골다공증

남성의 골다공증

골다공증은 일반적으로 여성의 병으로 여겨 왔지만 남성도 골다공증이 발생할 수 있으며, 최근 남성의 골다공증 사례가 날로 증가하고 있다.

여성과 비교하면 남성의 골다공증 발생빈도는 매우 적으므로 남성골다공증에 대한 연구는 매우 부진한 실정이다.

성인의 골량은 골밀도와 골의 크기에 의존하는데 남성은 여성보다 뼈의 크기가 크므로 최고 골량이 더 크다(남성 : 3100~3500g 여성 : 2300~2700g).

이러한 남녀간의 최고 골량 차이는 후에 골다공증 발생에 중요한 영향을 미쳐서 최고 골량이 큰 남성이 여

☐ 적당한 칼슘의 섭취 　· 사춘기와 60세 이상에서는 1,500mg 　· 기타 1,000mg ☐ 적당한 비타민D의 섭취	☐ 규칙적인 운동 ☐ 남성호르몬 부족의 조기치료 ☐ 음주와 흡연의 절제 ☐ 기타 위험인자의 인식과 대처 ☐ 넘어짐의 방지

【남성 골다공증의 예방 : 일반적인 방법】

☐ 성선기능의 저하 ☐ 과음 ☐ 과다한 흡연 ☐ 부신피질호르몬 등의 약물 ☐ 만성 질환 또는 장기간의 침상 가료	☐ 운동부족 ☐ 위나 장 절제술을 받은 사람 ☐ 칼슘 섭취의 부족 ☐ 체격이 가는 사람

【남성 골다공증의 위험인자】

성에 비해 상대적으로 적게 발생하는 요인이 된다.

　최고 골량에서 남녀 차이가 있는 것처럼 노화에 따른 골소실 양상에도 남녀의 차이가 있다.

　주로 피질골로 구성되어 있는 팔다리의 뼈에서는 나이가 들어감에 따라 10년마다 1~3%정도의 골량감소가 일어난다.

축성골
　우리 몸의 중심축을 이루는 뼈를 축성골이라 하는데

팔, 다리 뼈를 제외한 척추뼈, 갈비뼈 등이며 주로 소주골(해면골)로 이루어져 있는 것이 특징이다.

축성골에서도 나이에 따른 골밀도의 감소는 폐경 후 여성에게는 수년간 급격히 증가하고 또 여성은 골소주가 남성에 비해 얇아서 골소주의 단절도 함께 일어나지만 남성은 골소주의 두께만 얇아지므로 같은 정도의 골밀도라면 여성보다 골절에 강한 편이다.

골절의 빈도

젊어서는 골절이 여러 가지 사고로 인해 남성에게서 훨씬 더 많이 발생하지만 40~50세 이후가 되면 골다공증의 영향으로 오히려 여성에게 더 많이 발생한다.

고관절 골절

남성에게도 고관절 골절의 빈도는 나이가 들어감에 따라 여성과 마찬가지로 증가한다. 그러나 남성은 여성보다 5~10년 늦은 연령에 고관절 골절 빈도가 증가되기 시작한다. 그러나 최근 노인 인구가 증가하면서 남성의 고관절 골절도 증가하는 실정이다.

척추 골절

척추골절은 골다공증의 가장 흔한 합병증이다. 전에는 남성의 척추골절은 아주 드문 것으로 여겨졌으나 최근에는 노인인구의 증가로 발생빈도가 서서히 늘어나는 추세이다.

남성은 여성보다 골절이 왜 덜 발생하는가?

노년기의 골절은 남성이 여성에 비해 적게 발생하는데 그 원인은 남성은 성장기에 형성되는 골량이 더 많아서 더 큰 뼈를 만들기 때문이다. 남성은 청소년기에 왕성한 남성호르몬으로 인하여 근육양이 많아 지고 운동자극이 강하여 뼈의 외경이 크게 증가하며 두께도 커진다.

이런 기전으로 인하여 노년에 뼈가 점차 약해져도 남자는 여자에 비해 상대적으로 굵고 두꺼운 피질골을 가지고 있어서 남성은 여성보다 노년에도 사지골절의 발생이 적다. 즉 사지골의 총 직경과 피질의 두께가 남성이 더 크다. 이러한 차이는 일생동안 지속된다.

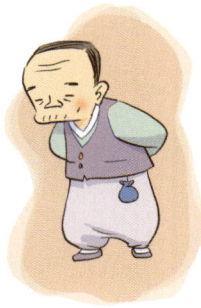 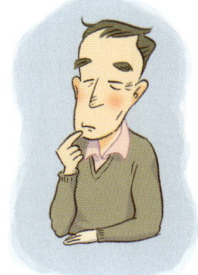 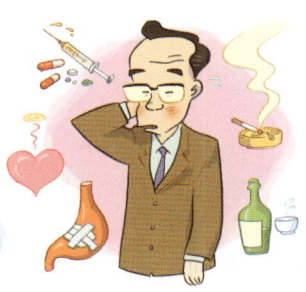

노인성 골다공증　　원인불명 골다공증　　2차성 골다공증

부신피질호르몬
성기능 부전증
위절제술, 음주

【남성의 골다공증】

　사지골에서 골절의 발생 위험성은 총 직경이 클수록 피질골의 두께가 두꺼울수록 적어지기 때문에 남성의 경우 사지골 골절이 적게 나타난다.

　축성골이 압박에 견디는 힘은 척추종판의 면적과 관련된다. 따라서 뼈의 크기가 중요하며 척추의 크기가 작은 사람에게서 골절이 더 잘 생긴다.

　첫째, 척추의 횡단면적은 남성이 여성보다 25~30% 가량 더 크기 때문에 남성에게 척추골절이 적게 생기는데 한 역할을 한다. 또한 고관절 축의 길이(hip axis length)가 길수록 고관절 골절이 잘 생기는데 남성은 여성보다 고관절 축이 짧다. 따라서 남성이 여성보다

고관절 골절이 적게 발생한다.

둘째, 사지골과 같이 기다란 팔다리의 뼈에서는 남녀 모두 나이가 증가함에 따라 골내막에서는 골소실이 생기고 골외막에서는 새로운 뼈의 생성이 일어남으로 전체적인 직경이 커진다.

그러나 여성은 남성에 비해 골내막에서 일어나는 골소실은 더 크고 골외막에서 생성되는 골량은 더 적기 때문에 결과적으로 골소실이 더 크게 되어 생체역학적인 이득이 감소된다.

대퇴골 경부(femoral neck)에서는 남성은 나이가 들면서 둘레의 치수가 증가하지만 여성은 그렇지 않다. 이러한 대퇴골 경부의 둘레의 크기가 증가하는 것이 남성에게 골절이 적게 일어나게 하는 요인으로 작용한다.

셋째, 여성에게서 일어나는 골소실은 소주가 얇아지는 것은 물론 소주의 손실이 함께 일어나지만, 남성은 소주가 얇아질 뿐 소주의 소실은 적게 일어나기 때문에 여성보다 골절이 덜 발생하는 것이다.

남성도 나이가 많아짐에 따라서 여러 가지 복합적인 요인으로 골소실이 많아지는 것은 분명하다.

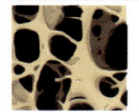

관절염

퇴행성(노인성) 관절염

우리 몸의 관절은 뼈와 뼈를 이어주는 이음매이다. 이 이음매는 대부분 연골이라는 물렁뼈가 맞닿아 있는 형태로 이루어져 있다.

퇴행성 관절염은 이러한 연골이 어떤 원인에 의해서 닳아 엷어지면서 관절의 파괴가 일어나는 질환으로 이것을 '퇴행성 관절염' 또는 '골 관절염'이라고 한다. 노쇠 현상이나 외상 또는 과대한 체중과 관계가 있다.

정상적인 연골은 탄력성이 높아 체중이 실려질 때 관절의 충격을 완화하고 움직일 때 관절을 보호하는 쿠션 역할을 담당한다. 이 연골은 관절의 윤활액과 상호

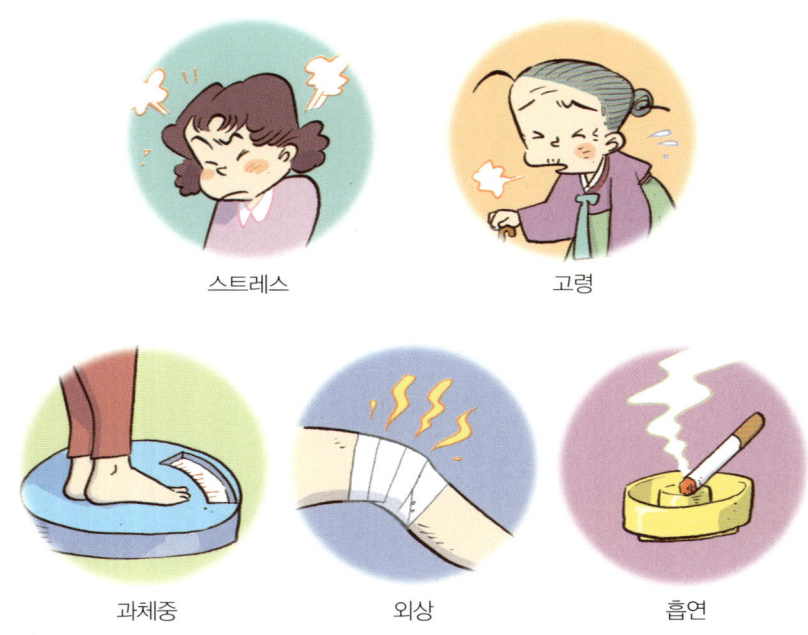

【관절염의 위험인자】

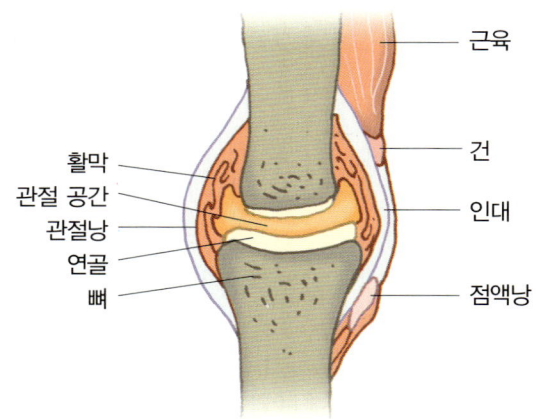

【관절의 구조】

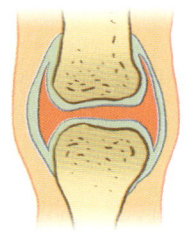 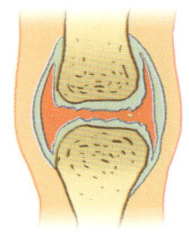 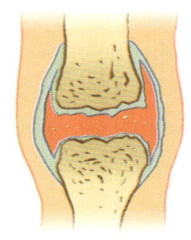

건강한 연골부위   손상된 연골부위   마모가 심한 연골부위

【퇴행성 관절염의 진행과정】

작용하여 관절이 움직일 때 마찰이 거의 없이 움직일 수 있게 해준다.

인간의 몸은 대체로 35세를 전후로 기능이 서서히 떨어지고 이러한 기전으로 연골에 퇴화현상이 일어나고 손상이 오는데 몸이 건강하고 젊은 사람은 새로운 연골 형성이 지속적으로 일어나 관절의 기능이 정상으로 유지된다.

그러나 45세를 넘어서면서 퇴행성 관절염이 오기 시작하면 연골의 손상보다 새로운 연골 형성이 늦어지게 되거나 관절을 이루는 뼈의 보호막인 연골이 점차 마모되거나 소실되어 뼈의 끝부분이 관절내로 직접 노출되게 되어 통증이 오고 부으며 관절부위를 누르면 아프게 된다.

질환이 진행되면 연골하골이 경화되고 관절 주변의 골이 과잉형성(골극)되어 관절의 변형이 발생한다. 이로 인하여 관절운동을 방해하며 통증은 더욱 심하게 된다.

퇴행성 관절염은 체중을 지탱하는 무릎과 허리(척추), 발목에 주로 발생되며 손목, 손가락 등에도 생긴다.

퇴행성 관절염에서 나타나는 증상

초기에는 가벼운 통증이 가장 많으며 춥거나 습기가 많은 날에는 증상이 더 심해지고 운동을 할 경우 쉽게 피로감을 느끼며 때로 관절이 붓거나 관절주위에 통증과 열이 발생하기도 하며 이러한 증상은 좋아졌다 나빠졌다를 반복한다.

중기에 이르면 관절내의 연골이 마모되어 관절의 이음매가 거칠어져서 **뼈**와 **뼈**가 맞닿아서 심한 통증을 느끼게 된다.

말기에는 관절 안으로 노출된 **뼈**가 자라면서 생긴 군**뼈**(골극)가 관절 주변으로 밀려나와 관절이 점차 커지게 되며 무릎도 휘어지는 변형이 생긴다.

퇴행성 관절염의 자가 진단방법

　퇴행성 관절염은 관절의 통증이나 뻣뻣한 증상이 특징이기에 전문의가 환자의 병력을 듣는 것만으로 어느 정도 진단할 수 있다.
　아침에 관절이 한 시간 이상 뻣뻣하다가 활동을 하면 증상이 조금 호전되거나 좌우 관절이 대칭적으로 아프면 퇴행성 관절염보다 류마티스(류마토이드) 관절염일 가능성이 더 높다.
　퇴행성 관절염은 아침에 뻣뻣한 증상이 30분 이상 지속되지 않으며 장시간 앉아 있다가 일어나려면 관절이 아프지만 2~3분 움직이면 뻣뻣한 증상이 다소 없어지게 된다.
　퇴행성 관절염은 그 원인이 명확하게 밝혀지지 않았으나 관절의 장기간의 마모와 손상으로 관절연골(물렁뼈)의 변화(파괴)가 발생한다. 치료는 그 질병의 정확한 성질 즉 자연경과를 정확히 이해하고 작업환경이나 생활습성 등을 개선하여야 하며, 악화될 수 있는 요인을 피하고 전문의의 자문을 받아 운동요법과 약물치료를 받아야 한다.
　환자가 비만하다면 우선 체중을 줄이는 것이 필요하

다. 무릎관절이나 발목관절과 같이 직접 체중이 작용하는 곳에 발병한 경우에는 특히 체중을 줄이는 것이 효과가 있다.

　음주는 종종 증상의 악화를 가져오므로 절주가 필요하며 영양소 등의 결핍이 무릎관절을 악화시킬 수 있으므로 균형 있는 영양 섭취도 중요하다.

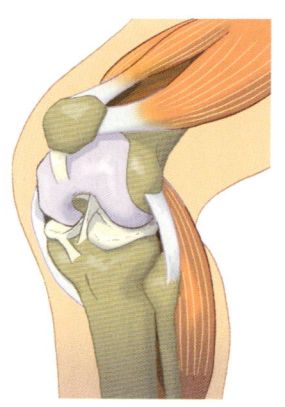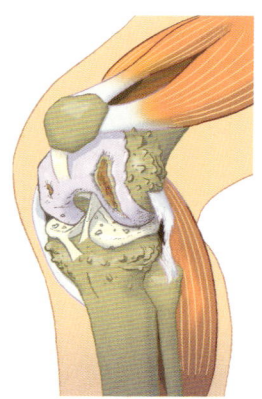

【정상관절(좌)과 관절염이 생긴 무릎관절】

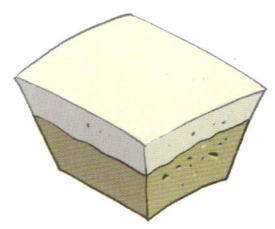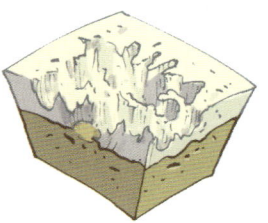

【정상관절(좌)과 관절염이 생긴 연골의 모식도】

퇴행성 관절염의 운동요법

스트레칭 운동

 관절에 충격을 주는 운동은 피하고 유연성을 기르고 근력을 강화하는 형태의 운동이 필요하다. 발병한 관절이 굳어지고 변형 될 가능성이 있으므로 이를 예방하기 위해 스트레칭 운동을 시행해야 한다. 근력 강화운동은 아무리 강조해도 지나치지 않는다.

 체중이 하지에 가해질 때 일차적으로 무릎관절에 많은 하중을 받게 되며 나머지는 넙적다리의 근육에 하중을 받게 된다. 그러므로 근력 강화운동은 무릎주위 근력 강화 및 허벅지 근력 강화운동을 함께 해야 한다. 허벅지 근력이 강화되면 같은 정도의 활동에도 무릎관절에 가해지는 충격을 줄일 수 있다.

 또한 관절의 굴신운동(구부리고 펴는 운동)은 관절액의 도움으로 관절연골에 영양을 공급함으로 매우 중요하다고 할 수 있다.

 처음에는 수영 및 자전거타기 등 체중 부하가 없는 운동이 관절에 큰 충격을 주지 않으면서 근력을 강화하는 효과가 우수하므로 관절염 환자에게 권장된다.

수영

수영은 관절의 물렁뼈에 충격을 주지 않고 관절주위의 근육을 강화시킬 수 있기 때문에 특히 퇴행성 관절염 환자에게 좋은 운동이다. 수영이 어렵거나 못하는 사람은 물속에서 걷는 것만으로도 충분한 운동효과를 얻을 수 있다. 물속에서는 체중이 훨씬 덜 받으므로 무릎에 부담을 주지 않아서 좋다.

자전거 타기

자전거를 길에서 타기보다는 고정되어 있고 그냥 바퀴만 돌아가는 헬스용 자전거가 좋다. 무릎에 가해지는

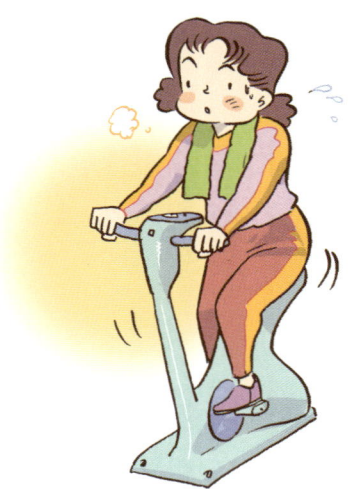

【자전거 타기】

힘이 훨씬 적으면서 관절을 계속 움직일 수 있기 때문이다. 자전거가 없으면 그냥 누워서 자전거 타듯이 다리를 움직이는 것만으로도 큰 도움이 된다.

집 주위를 가볍게 걷기

관절에 무리가 가지 않는 범위 내에서 관절을 꾸준히 움직이는 것이 좋다. 평지에서 가볍게 걷는 것만으로도 관절의 증상이 많이 좋아질 수 있기 때문이다.

집안에서 할 수 있는 운동

관절을 부드럽게 하기 위한 운동

다리를 쭉 펴고 허리를 구부려서 다리 근육을 당기는 (늘리는) 운동을 하면 관절이 부드러워진다.

무릎근육을 강화하는 운동

- 누워서 무릎을 쭉 펴고 그대로 들어올리는 운동
- 눕거나 앉아서 무릎을 펴고 발목을 무릎 쪽으로 당기는 운동을 약 5~10초 정도 시행 후 약 10초정도 쉬며 10여 회 반복한다. 하루에 3~5회 반복한다.

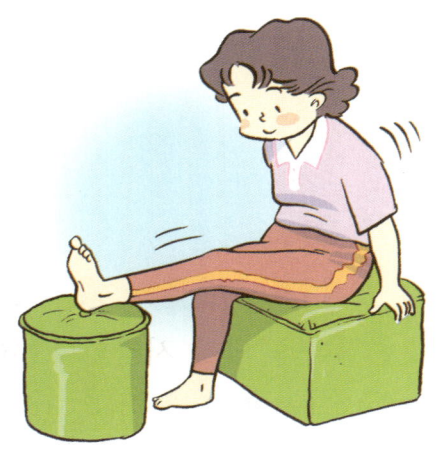

【집안에서 할 수 있는 운동】

이런 운동은 무릎 주위의 근육을 강화하여 관절의 부담을 덜어 줄 수 있다.

관절에 좋지 않은 운동
· 계단을 오르내리는 것
· 달리기
· 무거운 것을 들어올리는 운동

이런 운동은 모두 관절에 체중부하를 많이 가하는 운동이다.

건강한 관절 만들기

'원기 왕성한 활력'이란 불편함 없이 몸을 움직일 수 있는 능력을 말한다. 때문에 우리의 몸을 떠받치는 관절의 건강은 원기 왕성한 활력을 위해 매우 중요하다.

그러나 나이가 들수록 관절에 문제가 생기기 쉽고, 자유로운 활동에 장애가 되기 시작한다. 하지만 많은 연구에서 영양학적인 방법은 관절의 건강을 개선시키고 관절염과 퇴행으로 인한 불편함과 장애를 감소시킬 수 있는 정보가 속속 나오고 있다.

비타민A, 비타민C, 비타민D, 비타민E는 우리의 관절이 움직일 때 이상이 생기지 않도록 돕는 중요한 역할을 하는 영양소이다.

보스턴 대학 관절염센터의 연구결과에 따르면 비타민C의 섭취를 늘리고 그 다음으로 비타민E와 베타카로틴의 섭취를 늘리면 퇴행성 관절염의 증상이 줄어든다고 한다. 또 다른 보고서는 비타민E의 항산화 성분이 류마티스성 관절염의 염증을 가라앉히는데 도움이 된다고 발표했다.

비타민B의 일종인 나이아신아미드(niacinamide) 또한 관절 문제를 일으킬 수 있는 염증성 화학물질의 생성을 막아주는 것으로 알려져 있다. '오메가-3지방산'(omega-3 fatty acids)이 함유된 음식을 많이 먹으면 유해한 염증반응을 감소시킬 수 있다는 연구결과도 있다.

오메가-3지방산이 풍부한 음식은 고등어, 꽁치, 연어, 다랑어, 청어 등 등 푸른 바다생선에 많은데 이런 음식은 관상동맥, 심장질환 예방에도 효과가 있다.

퇴행성 관절염에 좋은 채소와 생선

브로콜리, 당근, 붉은색 양배추(적채), 고추, 토마토, 고등어, 꽁치, 정어리, 참치, 연어 등이다.

β - 카로틴
녹황색 채소나 과일에 풍부하게 들어있는 황색, 오렌지색, 적색 등의 선명한 천연색소의 총칭이다. 녹황색 야채 중에서 β - 카로틴 함량이 으뜸인 것은 당근이다.

〈이용방법〉
β - 카로틴이 많이 들어있는 부분은 껍질이므로 잘 씻

어서 껍질째 적당히 썰어 올리브유에 살짝 볶아서 섭취하는 방법이 β-카로틴의 흡수율을 60~70%나 높이는 제일 좋은 섭취방법이다.

양배추와 붉은색 양배추

양배추에는 점막을 강화하고 세포의 재생을 돕는 비타민K를 함유하고 있어 자연치유력을 향상시킨다는 점에서 특히 퇴행성 관절염 예방에 도움이 되는 식품이다. 또 양배추즙에는 암세포를 퇴치하는 백혈구의 작용을 향상시키는 효과가 있다.

〈섭취방법〉
양배추 50g 정도를 잘게 썰어서 우유와 함께 믹서에 넣어 2~3분 믹스하여 하루 80~400㎖를 마신다.

토마토의 효과적인 섭취방법

넓적하게 썬 토마토를 프라이팬에 올리브유를 두르고

볶아서 섭취하면 토마토에 들어있는 라이코핀 성분을 30%정도 더 많이 섭취할 수 있어 효과적이다. 토마토에 익숙하지 않은 분은 요구르트와 함께 섭취해도 된다.

퇴행성 관절염의 치료

물리치료

 온열요법을 관절에 국소적으로 시행하면 통증이 경감되고 변형 및 뻣뻣해짐을 예방하여 운동요법을 시행하는데 다소 도움이 된다.

 온열요법은 물찜질·전기찜질·적외선·초음파 등 어떤 형태든 환자에게 도움이 되므로 온열요법과 운동요법을 병행하는 것이 더욱 좋다.

약물치료

 퇴행성 관절염은 류머티스 관절염과 달리 전신을 침범하는 염증은 없고 다만 국소적으로 관절을 침범하는 질환이므로 전문의의 처방에 따라 약물을 투여하면 큰 도움을 얻을 수 있다.

비(非)스테이로이성 소염진통제

흔히 쓰이는 비스테로이드성 소염진통제(NSAID)에는 수십 가지의 다양한 제품이 있다. 진통작용과 염증을 가라앉히는 '소염' 작용이 있으므로 국소적으로 염증을 동반한 경우 즉 관절이 붓고 물이 차고 미열이 나는 등 흔히 나타나는 퇴행성 관절염 증상에 쓰면 유용하다.

효능과 부작용은 약에 따라 차이가 있고 환자마다 반응이 각각이므로 환자에게 맞는 약을 처방받고, 환자는 부작용이 없고 효능이 우수한 약을 찾도록 하여야 한다.

또한 이들 약제를 투여한다고 해서 퇴행성 관절염이 근본적으로 완치되는 것이 아니므로 증상에 따라 약을 투여하고 개선되면 약을 조절하는 투약방법과 물리치료를 병행하는 방법이 바람직하다.

COX-2(콕스투) 저해제

소염진통제의 장기투여가 불가피할 때에는 부작용이 생기는지를 관찰하고 검사하여야 하는데 근래에는 이러한 비(非)스테로이성 소염진통제로 인한 위장장해나 위궤양 같은 부작용을 줄인 '쎄레콕시브'와 같은 COX-2(콕스투) 저해제가 개발되어 사용되고 있다. 그러나 모든 약물은 장기간 사용시 부작용(심혈관계질환)이 따르므로 의사의 처방과 주기적인 진찰이 필요하다.

연골 치료제

관절연골 대사 과정에서 기질에 직접 작용하는 활성 물질로 황산글루코사민(오스테민, 삼진제약)이나 글루코사민 및 콘드로이틴의 복합제가 최근 많이 사용되고 있다.

기타 약물

그외에 다양한 약물 및 보조식품이 개발되어 있으며 근래에 일주일에 한 번씩 몇 차례 관절내로 주사하는 주사제가 사용되고 있다.

최근 우리나라에서 식품보조제로도 판매되고 있는 글루코사민과 콘드로이틴은 전술한 바와 같이 관절연골의 주요 구성성분으로 구미 각국에서도 많이 사용되고 있으며 좋은 반응을 보이고 있다.

방사선 검사

X(엑스)선을 사용하여 관절의 변화를 관찰하는 것은 필수적인 검사이다. 퇴행성 관절염 환자는 연골이 닳아 없어져 관절 간격이 좁아지며 다양한 군뼈(골극)가 형성되는데 이를 관찰할 수 있다.

뿐만 아니라 방사선 검사는 퇴행성 관절염이냐 류마티스 관절염이냐를 감별하는데 필요하다. 류마티스 관절염의 초기에는 X선 검사가 정상이지만 병이 경과하면 관절간격은 유지된 채 주변의 골량이 감소하는 국소 골다공증 소견을 보이며 병이 더 진행되면 관절간격의 협소와 관절의 파괴소견이 나타난다.

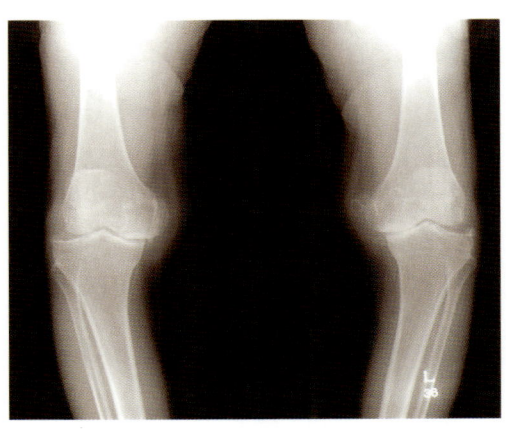

【관절연골이 많이 소실된 무릎의 방사선 사진】

관절액 검사

관절액 검사는 관절액이 차 있는 관절에서 관절액을 뽑아서 그 성분을 검사하는 것이다. 정상적인 무릎관절 내 존재하는 윤활액은 소량으로 맑고 투명하며 점도가 있어서 마찰이 거의 없이 관절을 자유롭게 운동하도록 돕는 역할을 한다. 정상 관절에서는 소량의 관절액이 있으므로 쉽게 천자(주사기로 뽑아냄) 되지 않는다.

관절염의 경우에는 대개의 경우 투명하고 연한 노란색의 관절액이 나오는 반면 류마티스 관절염에서는 백혈구가 많이 함유되어 있어서 뿌옇게 혼탁 되어 있는 경우가 많다. 또한 혈액 등이 섞여 있거나 균이 감염되었는지도 확인해 볼 수 있다.

흔히 노인에게 퇴행성 관절염이 잘 발생하는 부위인 무릎, 허리, 엉덩이 등에 통증이 발생할 경우에는 일단 퇴행성 관절염을 의심을 하여야 하는데 위의 방법들로 검사를 하여 다른 관절염이 아닌 것을 확인하고 난 후에 퇴행성 관절염 진단을 받을 수가 있다.

또 주기적으로 병원에 들려 전문의의 진단 및 진료를 받아야 추후 발생할 수 있는 합병증을 줄이고 또한 요즘 많이 시행되고 있는 인공관절 치환술로 시술할 경우 그 시기를 결정할 수 있다.

수술적 치료

수술은 병이 상당한 정도로 진행된 관절에 한하여 통증을 없애고 기능을 회복시킬 목적으로 시행하는 것이므로 모든 퇴행성 관절염 환자에 유효한 것은 아니다.

그러나 수술이 필요한 환자에게 적절한 시기에 시행하면 충분히 효과를 볼 수 있으므로 수술 여부에 대한 판단은 전문의와의 상담을 통해서 결정한다.

수술의 종류는 관절경수술·절골술·연골세포이식술·인공관절 반치환술·인공관절 전치환술 등이 있으나 어느 수술이 좋은지는 담당전문의와 상의하여 결정해야 한다.

근래 수술의 기법이 많이 개선되고 연구 및 경험이 축적되어 우수한 효과를 얻을 수 있으므로 수술로 좋은 결과가 충분히 예상되는 경우는 빠른 시일에 수술받는 것이 좋다.

갈수록 편해지는 수술

인구의 고령화에 따라 급속히 증가하고 있는 퇴행성 관절염의 기본치료는 약물과 물리치료이나 관절염이 많이 진행된 경우에는 인공관절 치환술을 시행하기 전에 관절경 수술이나 절골술 등을 시도하기도 한다. 최근에는 인공관절치환술의 발달로 정확도와 결과가 매우 향상되었다. 대표적인 것이 반치환술과 전치환술이며 최근 내비게이션을 이용한 최소절개술이 시행되고 있다.

반치환술은 손상된 부위만 일부 교체해 주는 것으로

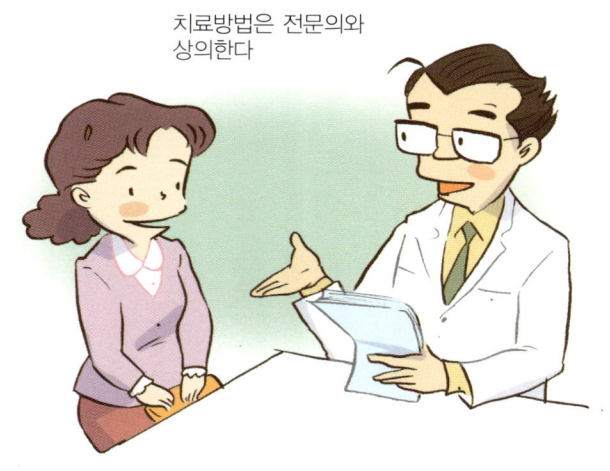

【전문의 상담】

무릎관절의 한쪽만(내측 혹은 외측) 손상된 환자에게 적용된다. 전치환술은 손상된 관절 전부를 치환하는 수술이다.

'내비게이션 최소화 절개술'은 정확도와 환자의 고통을 동시에 줄여준다는 점에서 최근 빠르게 확산되고 있는 새로운 수술기법이다. 수술의 정확도는 기존 수술보다 향상되었으며 퇴원에서 재활까지의 기간도 많이 단축되었다.

식사요법

관절에 좋은 음식
- 지방이 적고 단백질이 풍부한 육류(껍질을 벗긴 닭고기, 어류, 달걀)
- 현미, 콩류, 치즈, 멸치
- 채소류(브로콜리, 붉은 양배추, 당근, 토마토)
- 저지방 우유 및 충분한 수분 섭취
- 허브차, 과일주스
- 식용유는 올리브유를 사용하고 설탕 대신 꿀을 이용하는 것이 좋다.

관절에 나쁜 음식
- 지방과 기름에 튀긴 음식
- 버터, 고지방 우유, 초콜릿
- 짠 음식, 인스턴트 음식
- 설탕, 커피, 담배
- 탄산음료, 비스킷

특히 관절염 환자는 활동량이 적으므로 체중이 증가되기 쉽다. 관절에 무리가 가지 않도록 체중을 조절하여 관절염이 더 악화되지 않도록 관리해야 한다.

지방이 적은 음식을 섭취하고 채소를 많이 섭취하는 것이 체중을 줄이는 지름길이다. 그리고 노인성 골다공증을 줄이기 위해 균형 있는 식사는 물론 몸을 부지런히 움직여서 뼈와 근육을 튼튼하게 하는 것이 중요하다.

퇴행성(노인성) 관절염의 예방법

퇴행성 관절염을 예방하기 위해서 제일 중요한 것은 지금까지의 생활습관을 바꿔야 한다는 것이다.

① 아침에 깨어나서 관절을 골고루 움직인 후에 일어나는 것이 관절의 충격을 감소하는 방법이다.
② 무릎을 쪼그리고 앉는 자세(재래식 화장실)는 피하는 것이 좋고 의자나 침대를 사용하여 관절의 부담을 줄인다.
③ 외출시 쿠션이 있는 운동화를 신는 것이 좋다.
④ 계단은 되도록 피하고 오래 걷지 않도록 해야 한다. 계단을 오르내리게 되면 무릎에 몇 배의 힘이 가해져 관절이 손상되기 쉽다.
⑤ 길을 걷다가 갑자기 무릎을 회전하는 것은 피해야 한다. 갑자기 뒤돌아보려고 하면 무릎이 꺾여 무릎관절에 무리가 오게 된다.
⑥ 체중을 줄여야 한다. 갑자기 체중이 늘어난 사람들은 흔히 무릎이 아프다고 한다.
⑦ 일단 관절에 통증과 부기가 있으면 정형외과 전문의에게 진찰받도록 한다.

55세 이상 여성의 80%가 퇴행성 관절염 환자

퇴행성 관절염은 중년이후 나이가 들수록 발병빈도가

높아지며 여성이 남성에 비해 3배정도 높다. 비만이 있는 경우에는 정상 체중인 사람보다 2배 많이 발생하고 체중이 실리는 관절인 허리관절과 고관절(엉덩이관절) 그리고 무릎관절에 많다.

30세 이상의 성인 중 약 9%에서 이 증상이 나타나며 방사선 사진상으로 55세 이상의 약 80%, 75세에서는 거의 퇴행성 관절염의 소견을 보이고 있으며 이 중 약 1/4 정도에서 임상증상을 나타낸다.

퇴행성 관절염과 골다공증은 어떻게 다른가?

40세 이후에 시작되고 관절에 주로 증세가 있는 것은 거의 퇴행성 관절염이라고 할 수 있다. 퇴행성 관절염은 체중을 받는 부위와 많이 쓰는 부위인 무릎과 허리·척추·발목 등에 주로 생기고 퇴행성 관절염의 주 원인은 관절에 마모와 외상이며, 비만과 운동부족도 원인이 될 수 있다.

이미 관절에 통증을 느끼거나 비만인 사람은 반드시 체중이 실리지 않는 운동을 주로(전체 운동량의 반 이상) 해야 한다. 체중이 실리지 않는 운동은 수영·자전거 타기·헬스용 자전거 타기 등이다. 수영을 못하는 사람은 물속걷기·물속에서 제자리 뛰기 등을 하는 것도 좋다. 퇴행성 관절염의 치료를 위해서는 정상 체중이 될 때까지 꾸준한 운동으로 체중을 조절하는 것이 필요하다.

골다공증은 관절이 아닌 **뼈**가 약해지는 병이다. 골다공증은 통증이 없고 진행된 후에 가벼운 외상으로도 쉽게 **뼈**가 부러지는 것이 주요 증세이다. 폐경기가 되면 퇴행성 관절염과 골다공증 증상이 대체로 같이 나타나지만 통증이 나타나는 것은 주로 골다공증이 아닌 퇴행성 관절염이다.

신체활동과 운동은 관절염에 나쁜 영향을 미치는가?

관절염 환자들은 종종 신체활동을 하면서 통증을 느끼기 때문에 운동을 하지 않으려고 한다. 그러나 규칙적이고 적당한 운동은 관절을 보존하고 운동성을 유지시킨다. 많은 환자들이 체중이 실리지 않는 수영 등 물속에서의 운동으로 효과를 보고 있다.

관절의 운동은 구부리고 펼 때(굴신운동) 관절 연골에 영양을 공급하게 되며 관절주위 근육을 강화시키므로 체중이 부하되지 않는 상태에서 굴신운동은 필수적이다. 자신에게 안전하고 적당한 운동을 의사나 물리치료사와 상의하여야 한다.

관절염은 꾸준한 치료를 통해 잘 조절하면 정상인처럼 생활할 수 있다

결론적으로 관절염은 고혈압이나 당뇨병과 마찬가지로 조절하는 질환이다. 완치가 되지 않고 재발한다고 낙담할 것이 아니라 꾸준한 운동 및 적당량의 영양과 꾸준한 치료와 의사와의 상담을 통해 질환을 조절하면 정상인과 마찬가지로 생활할 수 있다.

골다공증 및 퇴행성 관절염은 다른 성인병과 마찬가지로 약으로만 치료할 수 있는 것이 아니고 적당량의 운동과 영양이 가장 중요하다.

류마티스(류마토이드) 관절염

　류마티스 관절염은 여러 기관을 침범하는 만성적인 염증성 질환으로 대표적인 자가면역성 질환으로 알려져 있다. 이 질환은 관절을 둘러싼 혈액막에 염증이 생기고, 염증의 특징은 말초관절에서 발생하는 만성적인 염증성 활액막염으로 활액막의 증식과 관절액의 증가로 관절의 통증과 부종이 발생한다.

　증식된 활액막과 육아조직은 관절의 연골과 골을 파괴하게 되며 그 결과 관절의 강직과 변형이 발생한다. 그밖에 인대나 건막 등의 관절주위조직을 침범하며 근육의 위축, 피하결절, 간 또는 비장과 임파결절의 비대도 나타난다.

　류마티스 관절염 치료는 크게 약물과 수술로 이루어진다. 질병 자체가 자가면역 질환이어서 9 : 1 정도로 약물이 수술보다 많이 처방된다. 치료약물로는 '비스테로이드성 소염제', '항류마티스 약제' 등이 있고, 세포독성물질인 MTX(methotrexate) 등이 사용된다. 전체 인구의 약 1~2%에서 발생빈도가 보고되어 있으며 30~50세 연령층에서 흔하다. 남녀비는 1 : 3~4 정도이나 연령이 증가되면 남녀비는 줄어든다.

한국인 가운데 약 45만여명이 류마티스 관절염에 걸린 것으로 알려져 있고, 류마티스 관절염은 발병한 뒤 2년 안에 관절의 70%가 손상되므로 관절 주위의 체온이 올라가는 느낌이 있거나 아침에 일어나서 관절이 뻣뻣해지면 의심해 보아야 하고 전문의의 진찰과 치료를 조기에 받아야 한다.

미국 류마티스학회에서는 아래 7개 항목 중 4개 이상의 증상이 나타나거나, 관절염 증상이 6주 이상 지속되면 류마티스 관절염을 의심하라고 충고한다.

- 자고난 뒤 뻣뻣한 현상이 한 시간 이상 지속된다.
- 세 관절 이상의 종창이 있다(75% 이상에서 다발성 관절염).
- 손관절 관절염(손목관절, 손가락관절 종창)이 있다.
- 좌우 대칭적인 관절염 증상이 있다.
- 류마티스 결절(사지의 신전 면)이 있다.
- 혈액 검사상 류마티스 인자가 양성이다.
- X-선 검사상 류마티스 관절염 및 국소 골다공증 소견이 나왔다.

[참고문헌]

1. 김기수 : 골다공증, 여성신문사, 1998

2. 김남현, 김기용, 김영설, 이영희, 유동준 : 「골다공증 백과」, 서음출판사

3. 대한골대사학회 : 골다공증, 서흥출판사, 2000

4. 대한골대사학회 : 골다공증 치료지침서, 서흥출판사, 2004

5. 대한정형외과학회 : 정형외과학, 최신의학사, 1999

6. 대한정형외과학회 : 필수정형외과학, 2003

7. 보건복지부 : 일차 의료를 이용한 폐경기 여성에게서 골다공증의 진단 및 관리실태에 관한 연구

8. 양규현, 한대용, 박영희 : 감마정을 이용한 대퇴골 전자간 골절의 치료, 대한정형외과학회지 32, 1997

9. 양규현 : 대퇴골 전자간 골절의 치료, 대한골절학회지, 2005

10. 유한기, 이흥균 : 폐경기 여성의 관리, 대한 폐경학회, 2001

11. 윤수영, 장준섭, 박기헌, 임승길 : 한국여성의 폐경기성 골다공증에 의한 척추골절의 위험인자, 대한내과학회지, 57(2) 205-215, 1999

12. 장준섭 : 골다공증성 골절의 예방과 치료, 대한골대사학회지 1(2) 147-155, 1994

13. 장준섭 : 골다공증과 골절, 인화사, 2001

14. 장준섭, 문성환 : 골다공증성 척추골절에서 골절의 특성 및 형태계측학적 수치와 골밀도와의 상관관계, 대한정형외과학회지, 33(2) 375-384, 1998

15. 장준섭, 유주형, 손준석 : 50세 이상 연령층에서 발생한 고관절 주위 골절과 골밀도와의 상관관계, 대한정형외과학회지 32(1) 46-52, 1997

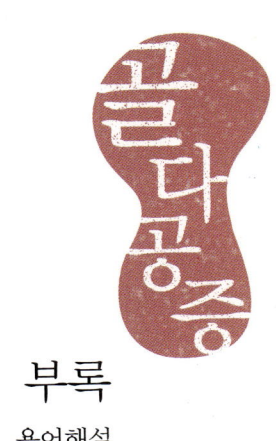

부록

용어해설

[**용어해설**]
ㄱㄴㄷㄹ 순서

골극(군뼈)   퇴행성 관절염이 진행되면 관절 주변의 골이 과잉형성 되어 가시처럼 뾰족하게 새로 생긴 뼈

골흡수   뼈에서 칼슘이 빠져나가는 것.

골기질(骨基質)   뼈의 조직에서 뼈세포를 둘러싸고 있는 유기질. 뼈는 유기질인 골기질과 무기질인 미네랄로 구성되어 있으며, 골기질의 대부분(90~95%)은 교원섬유(콜라겐)로 구성되고 무기질인 미네랄은 칼슘과 인산염으로 구성되어 있다.

골대사(骨代謝)   뼈를 이루는 성분들이 만들어지고 손실되는 것 또는 그 과정 = 뼈의 신진대사

골라겐(콜라겐 · collagen)   뼈를 이루는 골기질에서 중요한 위치를 차지하는 경단백질이다. 교원질(膠原質)이라고도 하며 포유류에서는 전체 단백질의 약 1/4을 차지하여 양적으로도 가장 많이 발견되는 단백질이다.

골량(骨量 · bone mass)   뼈를 이루는 물질인 골기질(유기질)과 골염(무기질)을 합쳐서 골량(骨量)이라 한다. 골량은 골밀도

와 비례하여 골량이 많으면 골밀도가 높고 골량이 감소하면 골밀도도 낮아진다.

골밀도(骨密度) 뼈의 튼튼한 정도를 나타내는 수치로서, 골밀도 수치가 높을수록 뼈가 단단하다. 뼈를 이루는 성분인 유기질(단백질)·무기질(칼슘) 성분 등이 잘 조화를 이루고 있는 보통 건강한 젊은 사람의 최대 골밀도는 1.1~1.3g/cm. 이다. 사람은 보통 사춘기 때까지 뼈의 형성이 왕성하고 35세 이후부터는 뼈의 골소실이 일어나 골밀도가 감소되기 시작한다. 즉 촘촘하던 뼈의 조직이 점점 엉성해지는 것이다.

골소실(骨消失) 뼈를 이루는 성분인 단백질·칼슘 등의 성분이 빠져나가 뼈가 얇아지고 약해지는 현상

골아세포(骨芽細胞) 골아세포는 뼈가 만들어지기 전의 초기 세포 형태. 우리 몸의 뼈는 매일 바뀌면서 만들어진다. 파골세포가 골흡수를 마치고 소멸함과 동시에, 그 장소에서 골아세포가 생성되어 뼈를 만드는 것이다. 건강할 경우에는 이것이 반복되지만, 무중력 상태라든지 병으로 누워 있게 되면 골아세포가 생성되지 않아 뼈가 잘 만들어지지 않게 된다. 반대로 칼슘을 많이 섭취하거나 적당한 운동으로 자극하면 새로운 뼈가 만들어져 늘 튼튼한 골격을 유지할 수 있다.

뇌하수체 척추동물에서 가장 중요한 내분비선(內分泌腺)인데 사람의 뇌하수체는 간뇌(間腦)의 시상하부에서 가느다란 하수체경(下垂體莖)에 매달려있는 타원체의 내분비기

관이다. 뇌하수체는 선하수체와 신경하수체로 구분된다. 선하수체의 전엽에서는 수많은 호르몬이 분비되는데 현재까지 완전히 알려져 있는 것은 6종류이다. 즉 성장호르몬 · 황체자극호르몬 · 부신피질자극호르몬 · 갑상선자극(甲狀腺刺戟)호르몬 · 여포자극 호르몬 · 황체형성(黃體形成)호르몬이다. 이 밖에도 최근의 학설에는 엔돌핀 · 리포트로핀 · 엔케팔린도 분비된다고 한다.

대퇴골경부골절 사람의 대퇴골은 인체 중에서 가장 큰 뼈이다. 관상골(管狀骨)로서, 중앙부에 큰 골수강(骨髓腔)이 있고 대퇴골의 위쪽 끝부분은 복잡한 모양의 돌기를 이루는데, 그 중에서 안쪽 위로 뻗은 것을 대퇴골두(大腿骨頭)라 한다. 이 대퇴골두는 매끄러운 관절연골(關節軟骨)로 싸여 있고, 골반의 비구에 끼어들어가서 고관절을 이룬다. 또한 약간 가늘게 되어 있는 경부(頸部)에서 각도를 이루며 대퇴골간(大腿骨幹)이 된다. 대퇴골경부골절은 고관절의 관절낭(關節囊) 내에 있는 골절이다. 따라서 골유합이 잘되지 않는 골절이다. 대퇴골경부골절 및 전자부골절은 노인층에서 많이 볼 수 있는데 가능한한 빨리 수술을 시행하여야 하는 골다공증성 골절이다.

대퇴골전자부골절 대퇴골 근위부에 있는 소전자와 대전자 사이의 골절로서 경부골절보다 더 고령층에서 발생된다. 골다공증성골절이며 전자부골절은 가능한한 빨리 수술을 시행하여야 하는 골절임

미네랄(mineral) 예전에는 회분(灰分)이라고도 하였다. 뼈를 이루고 있

는 무기질 성분은 양이 많은 순서대로 칼슘·인·칼륨·황·나트륨·염소·마그네슘 등이 있다.

부갑상선호르몬 부갑상선은 혈중 칼슘 수치를 조절하는 호르몬을 만들어내는 곳으로 갑상선의 두 엽에 두 개씩 있다. 부갑상선호르몬은 칼슘과 인이 골조직으로부터 혈액 속으로 재흡수 되도록 촉진하여 혈중 칼슘농도를 높이고 혈중 인(燐)농도를 감소시키는 역할을 한다.

부신(副腎, adrenal gland) 생명 유지에 매우 중요한 내분비기관의 하나로 한 쌍이며, 각각 좌·우 신장의 위쪽 끝에 붙어있어서 신상체(腎上體)라고도 한다.(부신과 신장은 구조상의 관계는 없다). 부신의 내부는 부신피질(주변부)과 부신수질(중앙부)로 되어 있다.

부신피질은 부신 전체의 80% 정도를 차지하고 있다. 부신피질은 3겹으로 된 세포구조로, 표층에서부터 각각 공모양층·다발모양층·그물모양층으로 구별된다.

피질세포에서는 스테로이드호르몬이 분비된다. 스테로이드호르몬은 콜레스테롤을 기본으로 하여 생성되는데 이 생성을 돕는 효소계는 피질세포 속에 들어 있다. 부신피질의 각 피질세포층에서는 각각 특별한 스테로이드호르몬이 분비된다.

부신피질을 제거하면 생체에는 치명적이 되며 스트레스에 대한 저항력이 없어져 외부에 대해 순응할 수 없으므로 결국 죽게 된다. 부신피질의 기능부전에는 에디슨병(Addison's disease)이 있으며, 부신피질의 기능항진에는 쿠싱증후군이 있다. 또 갈색소세포종에서는 수질의 기능항진이 일어난다.

부신피질 자극 호르몬(ACTH) 뇌하수체 선에서 분비되어 부신피질을 자극하여 스테로이드 호르몬(cortisol)을 생성하게 한다. 과량의 cortisol로 인한 부작용은 복부 비만, 살트임(striae, 임신선), 위궤양, 골다공증 등이 있다.

소주골(小柱骨) 뼈는 조직학적으로 표면과 내면이 서로 다르다. 표면은 두껍고 단단한 석회화조직이고 안쪽은 골조각을 엉성하게 연결한 골수조직을 이룬다. 골 바깥쪽은 피질골(cortical bone) 또는 치밀골(compact bone)이라 하고 안쪽은 소주골(trabecular bone), 망상골(cancellous bone) 또는 해면골(sponge bone)이라 부른다.

피질골은 단단하기 때문에 신체균형을 이루는 지주와 장기보호기능이 있고 소주골은 체액과 접촉하는 넓은 표면적을 가지고 있어 골(칼슘)대사의 중심이 된다.

신진대사(新陳代謝) 생물체가 몸 밖으로부터 섭취한 영양 물질을 몸 안에서 분해하고, 합성하여 생체 성분이나 생명 활동에 쓰는 물질이나 에너지를 생성하고 필요하지 않은 물질을 몸 밖으로 내보내는 작용. = 물질대사(物質代謝)

압박골절(壓迫骨折) 척추등에서 힘을 받은 쪽으로 뼈가 압박되어 쐐기 모양으로 찌부러지는 골절.

에르고스테롤(ergosterol) 효모와 맥각(麥角-쌀보리 등에 기생하는 맥각균의 균체)을 비롯하여 표고버섯 등의 균류에 함유되어 있는 스테로이드 화합물. 에르고스테린이라고도 한다. 햇볕에 쬐면 자외선의 작용으로 비타민D(칼시페롤)가 되므로 프로비타민D라고 불린다. 동물의 간, 특히 대구의 간유에 함유된 디하이드로콜레스테롤은 비타민D가 되는데 이것도 역시 프로비타민D의 일종이다. 비타민D는 보통 프로비타민D형으로 식물에서 섭취한 뒤 일광욕 등을 통해 자외선을 받아야 비로소 비타민D로서 활동하며, 칼슘대사와 골격의 발달을 촉진한다.

에스트로겐(estrogen) 일군의 여성호르몬. 발정호르몬·난포호르몬·여포호르몬이라고도 한다. 동물체내에서 분비되는 에스트로겐은 모두 스테로이드이다. 작용으로는 자궁의 발달, 자궁내막·젖샘의 발달, 그 밖의 2차성징의 촉진, 지방합성의 증가, 간기능과 골대사로의 영향 등이 있다.

열성홍조 대개 얼굴에서 시작되어 목과 가슴 부위까지 화끈거리는 증상

척수(脊髓) 척추의 관 속에 있는 중추 신경. =등골

추체(椎體) 척추 뼈의 몸체가 되는 둥글납작한 부분. 상하 양면은 추간반이라고 하는 연골(軟骨)과 접합면을 이룬다.

칼시토닌(Calcitonin) 칼시토닌은 갑상선에서 분비되는 호르몬으로 칼슘의 대사 조절에 관여한다. 뼈를 파괴시키는 파골세포(Osteoclast)의 활동을 억제시킴으로써 상대적으로 조골세포(Osteoblast)의 활동이 늘어나 골량이 증가하

게 된다.

콜레스테롤(cholesterol) 고등동물의 중요한 세포성분으로서 널리 존재하는 스테로이드 화합물. 대표적인 스테린의 하나로 콜레스테린이라고도 한다. 18세기말 사람의 담석 속에서 최초로 발견되었으며 동물에 널리 존재하는데, 특히 뇌와 신경조직에 풍부하다.

인체에서의 콜레스테롤은 대부분 간에서 만들어지며 1/3 정도는 음식물로부터 섭취된다. 콜레스테롤은 막 표면에서 막을 보호하고 혈관의 경우에는 혈압이 높아져 혈관벽이 터지는 것을 방지함과 동시에 적혈구의 수명을 오래 보전시키는 등 중요한 작용을 한다.

부족한 경우에는 뇌출혈·빈혈 등을 일으키기 쉬운데 이것은 콜레스테롤에 의한 보호가 충분하지 않아서 적혈구의 수명이 짧아지기 때문이다. 반면 혈관벽에 콜레스테롤이 다량으로 쌓이게 되면 동맥경화의 원인이 된다. 콜레스테롤은 물에 잘 녹지 않으므로 리포단백질과 결합하여 혈액과 함께 운반된다.

저비중 리포단백질(LDL)에 의해 운반된 콜레스테롤은 혈관에 달라붙어 혈액순환을 방해하여 고혈압의 원인이 되지만 고비중 리포단백질(HDL)은 콜레스테롤을 혈관벽에서 빼내어 동맥경화를 예방하는 작용을 한다. 운동부족, 단백질 부족, 비타민E 등이 부족하면 HDL콜레스테롤이 저하되며 HDL콜레스테롤이 적은 사람은 허혈성(虛血性) 심장질환(협심증과 심근경색증)등이 잘 걸린다.

혈중 콜레스테롤수치는 포화지방산이 많은 동물성 지방을 많이 섭취하면 높아지고, 식물성 지방 가운데 리놀레산 등 불포화지방산 즉 필수지방산이 많은 식물성 유지는 혈중 콜레스테롤수치를 낮추는 작용을 한다. 또 식물성 섬유를 많이 섭취하는 것도 혈중 콜레스테롤수치를 낮추게 한다. 표고버섯에 함유된 에리타데닝에도 콜레스테롤 저하작용이 있는데 이는 콜레스테롤의 장내(腸內) 배출을 촉진하기 때문이다.

혈중 콜레스테롤값의 표준은 혈청 1d당 130~220㎎이며, 220㎎ 이상은 고콜레스테롤혈증이라고 한다.

톳 갈조 식물의 해조, 바닷가의 바위에 붙어 자라는 것. 겨울과 봄에 성하고 여름에 말라 죽음. 빛깔은 연갈색이나 마르면 흑갈색이 되는 것. 어린잎은 먹음.≒녹미채.

특발성 요통(特發性腰痛) 허리에 갑자기 통증이 나타나므로 특발성 요통이라고 한다.

파골세포(破骨細胞) 와 조골세포(造骨細胞) 몸에는 뼈를 이루는 성분(골성분)에서 노화된 골조직을 흡수(파괴)하는 '파골세포' 와 골성분을 새로 만드는 '조골세포' 가 있다. '파골세포' 는 뼈에 저장되어 있던 칼슘을 혈액으로 흘러내보내고 '조골세포' 는 뼈를 다시 재생시키는 역할을 한다. 성장이 끝난 성인이라도 이런 작용은 계속되며, 성인 뼈의 약 10~30%가 이런 식으로 다시 만들어지게 되므로 파골세포와 조골세포 간의 균형은 매우 중요하다. 그런데 나이가 들면서 여러 가지 이유로 파골세포와 조골세포 간의 균형이 깨어져 뼈의 칼슘이 혈액으로 많이 빠져나가게 되어 결국 골성분이 부족한 상태가 되고 이로 인해 골량이 낮아지면 골다공증이 되는 것이다.

파프리카(paprika) 파프리카는 채소류 중 열매를 먹는 과채류에 속하며 흔히 볼 수 있는 피망과 같은 식물이다. 우리가 흔히 볼 수 있는 피망은 녹색과 빨강색 두 가지인데 이 외에도 주황색, 노랑색, 자주색, 백색 등 다양한 색을 가지고 있다. 이들 중 녹색과 빨강색을 제외한 나머지 색을 가진 것들을 피망과 구분해서 유색피망 혹은 파프리카라고 부른다. 파프리카는 단고추 즉, 피망을 의미하는 독일어이다.

해면골 뼈의 조직은 조밀하고 딱딱한 부분으로 표층을 이루는 피질골(또는 치밀골)과 그 속에 불규칙하고 엉성하게 연결된 골소주(骨小柱, trabecula)들이 얽혀 망상을 이루고 있는 해면골(또는 소주골)으로 나뉜다. 잘라진 뼈의 단면을 보면 잔구멍이 많이 나 있고 바깥에 비해 약간 퍼석퍼석한 안쪽의 뼈를 해면골 이라 하고 딱딱한 바깥 쪽 부분의 뼈를 피질골이라 한다.

해면골은 딱딱한 피질골에 비해 골의 파괴와 재형성이 더 빠르게(피질골에 비해 약 8배) 일어나고 또 골다공증에도 더 많이 영향을 받는다. 피질골과 해면골의 비율은 골에 따라 다르며 등뼈의 추체에는 해면골이 많고 사지를 형성하는 장관골에는 피질골의 비율이 높다. 그런데 장관골 중에서 대퇴골의 근위부나 요골의 원위부(하단)에는 해면골의 비율이 높다. 따라서 골다공증으로 인한 골절은 주로 척추, 엉덩이의 대퇴골 경부 및 전자부, 손목의 요골 하단에서 잘 일어난다.

혈전색전증(thromboembolism) 혈전은 혈관 안의 혈액이 굳어져서 생긴 덩어리를 말하고 색전은 혈전을 비롯한 여러 가지 덩어리로 인해 혈관이 폐색(閉塞: 닫혀서 막힘)되는 것을 말한다. 혈전색전증은 혈전이 혈관을 주로 폐색하는 원인이 된다는 점에서 생긴 용어이다.

활성(형)비타민D 체외에서 흡수된 에르고스테롤과 체내의 콜레스테롤에서 합성된 디하이드로 콜레스테롤이 피부에서 자외선(햇빛)을 받아 칼시페롤($vitD_2$)과 콜레칼시페롤($vitD_3$)이 된다. 이들은 간장에서 더 활성화되어 칼시디올이 되고 신장에서 부갑상선의 도움으로 가장 활성이 강한 칼시트리올(호르몬의 일종)이 된다. 이를 보통 활성(형)비타민D라고 부른다.

항산화(抗酸化) 산화라는 것은 산소와 결합하는 것으로 예를 들면 철에 녹이 쓰는 것, 불이 타는 것, 산패 즉 음식이 상하는 것도 산화이고 우리 몸의 영양분이 에너지를 만드는 것도 산화이다. 우리 몸에 필요 이상으로 많은 산소가 들어왔을 경우 잔여 산소 중 일부는 활성산소(free radical)가 된다. 반응성이 큰 활성산소는 체내의 세포를 공격하게 되고 공격으로 인해 손상된 세포는 유전자의 복구 명령에 따라 복구를 시작하는데 이 복구 과정에서 간혹 비정상적인 복구가 일어난다. 즉 적당히 복구하는 수준을 넘어서서 과다하게 증식하는 세포가 발생하게 되어 이것이 암의 한 원인이 된다.

항산화제란 이러한 산화를 막는 것을 말한다. 우리가 어떤 물질을 섭취했을 때 이 물질이 활성산소가 세포를 공격하기 전에 대신 반응을 일으켜 자유기를 소모시켜줄 수 있는데, 이 과정을 항산화작용이라고 한다. 항산화작용을 하는 대표적인 물질로는 비타민C, 비타민E, 베타카로틴 등이 있다. 이 물질들은 체내에서 과잉산소에 의한 활성산소와 직접 반응하여 세포 파괴를 예방한다.

EPA(eicosapentaenoic acid · 아이코사펜타엔산) 정어리, 고등어, 전갱이, 꽁치, 다랑어(참치) 같은 등푸른생선에 많이 포함되어 있으며 이중결합 다섯개를 가진 '오메가-3 고도불포화지방산'이다. 인체의 생리기능을 조절하는 생리활성 성분으로서 혈전을 예방하고 중성지질과 LDL콜레스테롤을 억제함으로써 동맥경화, 고혈압, 협심증, 심근경색증, 뇌졸중(중풍), 등 혈관 관련 성인병의 예방과 치료에 효과가 있다.

DHA(docosahexaenoic acid · 도코사헥사엔산) 등푸른 생선의 기름에 많이 포함되어 있으며 이중결합 여섯개 가진 오메가-3 고도불포화지방산이다. EPA와 마찬가지로 혈관 관련 성인병을 예방하고 억제하는 효과를 발휘할 뿐만 아니라 기억·학습 기능을 향상시키는 건뇌성분으로도 잘 알려져 있다. 최근에는 노인성 치매예방에도 효과적이라는 사실이 밝혀져 관심이 집중되고 있다.

타우린(Taurin) 함황아미노산의 일종으로 메티오닌과 마찬가지로 간장의 해독기능을 강화시켜 피로회복, 부정맥개선, 혈압조절뿐만 아니라 세포 활성화와 유해한 LDL콜레스테롤의 억제효과가 있기 때문에 동맥경화나 심근경색증 등을 예방하는 성분으로 잘 알려져 있다. 특히 타우린은 오징어나 문어 등의 표면에서 볼 수 있는 흰가루에 들어있으며 옛날부터 심장병 치료에 널리 사용되어 왔다.

베타카로틴(β-carotene) 자연계에 존재하는 것으로 알려진 400가지 이상의 카로티노이드(carotenoid)중의 하나로 식물의 푸른 잎에 널리 분포되어있는데 당근, 호박, 고구마 등과 복숭아, 토마토, 귤, 바나나 껍질에도 존재한다.

우리 조상들은 주로 누런호박과 같은 식물성식품으로부터 카로틴을 섭취하여 체내에서 비타민A를 생성케 하는 슬기를. 가졌다. β-카로틴의 체내흡수율은 15% 정도이며 이중 3%는 β-카로틴 그 자체로 남아있고 나머지는 비타민A등으로 분해된다. β-카로틴의 분포는 약 85%가 지방조직에, 10%는 간에 나머지는 여러 다른 조직 중(특히 난소, 정소, 부신)에 존재한다.

오메가-3지방산(Omega-3 fatty acids) 지방의 구성성분인 지방산은 크게 포화지방산과 불포화지방산으로 나눌 수 있다. 지방산은 마치 성냥개비와 같은 모양으로 탄소원자가 사슬처럼 길게 연결된 끝부분에 카르복실산이라는 산이 붙어있는 분자이다. 포화란 말은 탄소 사슬에 수소가 최대한 붙어있는 상태, 즉 수소로 포화됐다는 뜻이다. 따라서 포화지방산은 안정한 분자이며 차곡차곡 잘 쌓이기에 실온에서 고체이다.

반면, 불포화지방산은 중간의 탄소 사슬이 이중결합을 하고 있어 수소가 적게 붙어있는 상태로 그 부분에서 꺾이기 때문에 모양이 중간이 꺾인 성냥개비 같다. 그 결과 분자들이 규칙적으로 배치되지 않아 실온에서 액체 상태로 존재하게 된다. 수소가 부족한 부분의 개수가 하나일 때는 단일불포화지방산, 둘 이상일 때는 다중불포화지방산이라고 한다.

한편 불포화지방산은 탄소 사슬의 끝부분을 시작으로 세번째 탄소에 첫 이중결합이 있으면 오메가-3, 여섯 번째일 때는 오메가-6, 아홉 번째일 때는 오메가-9 지방산으로 분류한다.

인체에서 발견되는 지방산 중 불포화도가 가장 큰 지방산은 DHA(도코사헥사엔산)으로, 탄소 22개로 이루어진 사슬에서 6곳이 수소가 부족한 이중결합을 이루고 있다.

한편 불포화도가 클수록 더 불안정해 쉽게 변질돼 냄새가 나는데 생선이 냉장고에서 하루나 이틀 지나면 비린내가 나는 것을 보면 쉽게 알 수 있다. 바로 생선 속에 불포화지방산이 많기 때문이다.

DHA는 오메가-3지방산에 속한다. 그리고 흥미롭게도 뇌와 신경조직은 지질(지방)의 함량이 매우 높고 DHA가 세포막의 주성분을 이루고 있다. 고등어가 머리에 좋다는 것은 고등어 같은 등 푸른 생선에 불포화지방산의 함유량이 높기 때문이라지만 과학적으로 지능에 도움이 되는지는 입증되지 않았다.